近代名医著作丛书·河南卷

毛德西　主编

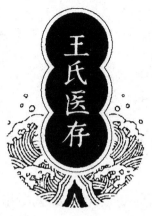

王氏医存

[清] 王燕昌　著

朱　光　李景良　整理

中原农民出版社

·郑州·

图书在版编目(CIP)数据

王氏医存/(清)王燕昌著;朱光,李景良整理.—郑州:
中原农民出版社,2022.2
(近代名医著作丛书.河南卷)
ISBN 978-7-5542-2516-5

Ⅰ.①王… Ⅱ.①王… ②朱… ③李… Ⅲ.①医论-中国-
清代 Ⅳ.①R2-53

中国版本图书馆 CIP 数据核字(2022)第 011051 号

王氏医存
WANGSHI YICUN

出 版 人: 刘宏伟
责任编辑: 柴延红
责任校对: 韩文利
责任印制: 孙 瑞
装帧设计: 王莉娟

出版发行:中原农民出版社
　　　　　地址:郑州市郑东新区祥盛街 27 号 7 层　　邮编:450016
　　　　　电话:0371-65788199
经　　销:全国新华书店
印　　刷:河南省邮发印刷有限责任公司
开　　本:710mm×1010mm　1/16
印　　张:15.5
字　　数:210 千字
版　　次:2022 年 3 月第 1 版
印　　次:2022 年 3 月第 1 次印刷
定　　价:58.00 元

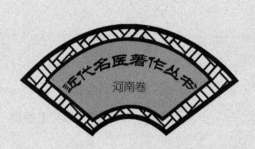

近代名医著作丛书
河南卷

序

—※—

　　河南,地处中原,位于黄河流域,是中华灿烂文明的发祥地之一。在这片土地上,悠久的历史及丰厚的文化底蕴,造就了各行各业一代又一代的名士豪杰,医学领域也是如此。不断涌现的大医名家,为中华民族的繁衍昌盛及中国医学的发展做出了卓越贡献。

　　自鸦片战争以来,中华大地多次遭受帝国主义列强的凌辱和掠夺,加上多次不可抗拒的自然灾害,中国人民前进的步履变得缓慢而艰难。在这种苦涩难熬的日子里,承担着华夏民族繁衍的中医学,发展的步伐也变得蹒跚无力。但是那些生活在百姓之中最基层的“郎中”,一刻也未停止过恪尽自己的天职与责任。他们在为百姓把脉看病的同时,亦未中断笔耕,为中医学的继承与发扬留下了珍贵的篇章。

　　为了保护这些珍贵的篇章,我们组织了一批中医学专家,整理了这套《近代名医著作丛书·河南卷》。在整理的 9 部中,有木印本,有石印本,有刻印本。其中《瘟疫安怀集》,是许多读者未曾见过的木印本(原木版已毁于“文革”时期)。这 9 部书涉及内容有名家医案、医论、经验杂谈等,具有较高的实用价值。

此套丛书的整理，是对原书有条理地进行梳理和分析。整理后的行文采用简化字和现代标点编排，每本书前都有整理说明。书中的"注释"与"评语"，力求言简意赅，翔实准确，公允透彻，避免烦琐的考证。

　　"文章千古事，得失寸心知。"校注整理中可能有不尽原义之处，诚恳同道与广大读者批评指正，以便我们及时纠正。

毛德西

于河南省中医院至简斋

整理说明

—※—

王燕昌(1831—1895年),字汉皋,河南固始人,出生于七代世医之家。其父王兴国曾为清宫侍医,著有《新药物志》《侍医脉案录》等书。

王氏9岁时拜蒋湘南为师,习诗文书法;17岁转而学医,拜阎牧堂为师,侍诊学习4年。后于23岁独立行医,自设药号"长乐堂"。1873年被安徽巡抚英翰招至幕下,翌年随英翰至广州,闲暇之余,共论岐黄之术,英翰甚为王氏医术所叹服。王氏在继承先人经验的基础上,结合自己的临床体验,勤奋笔耕,于清同治十三年(1874年)印出《王氏医存》17卷,附编《新选验方》。1876年返回故里,其所著《验方新编校正》《千金鉴》尚未付梓,然下落不明。1895年,王氏寿终,终年64岁。

《王氏医存》一书,最早见于民国《河南通志艺文志稿·子部·医家类》,文曰:"王氏医存,十七卷。"另附《新选验方》篇,不分卷。本次整理依据河南中医药大学图书馆藏清同治十三年甲戌(1874年)皖城黄竹友斋刻本进行研究。

《王氏医存》正文17卷,附编1卷,共18卷。全书10余万字,集医论、医话、医案、验方汇编为一书。其中医论、医话250余节,470余条,医案60余则,验方200余首。其内容丰富,涵盖了中医基本理论、诊断学、中药学、中医证候、中医医案等方面的基本知识,并有进一步的探索;在临床方面,涉及内科、外科、妇科、儿科,以及时疫急症等,颇受基层医生的青睐,可谓一部医学小百科。

王氏幼承家学,效法前贤,所著《王氏医存》虽然文字不多,但内容丰富,涉及各家,其学术思想集中在以下几个方面:一是推崇"中气学说",认为人以中气为主导,中气就是元气,中气不但能够使"清阳上升,浊阴下降",还能够"生阳而化温暖,生阴而化清凉",所以人体之生理应以中气为主线,使其温煦而生,不可寒凝而败。二是重视脉学,认为"脉者,中气之见象也"。而缓脉则是四时之平脉,缓脉为诸脉之纲,失于缓就是病脉。三是重视体质学说。王氏认为,肥人多湿,瘦人多热;肥人多痰,瘦人常燥;肥人右关脉常盛,瘦人右关脉常弱。四是重视老年医学。认为老人体质真阴不足,津液常亏,加之脾胃虚弱,故其治疗常以补益脾胃加滋肾养阴方药,但在其应用时,亦不忽视阳气的顾护。另外,王氏对烟毒的剖析非常深刻,归纳出烟瘾者的脉象、证候,以及治疗方法,指出若不戒烟,必生大病。

王氏学术思想,皆肇端于《黄帝内经》《伤寒杂病论》《神农本草经》等经典著作,且汲取了历代各家的学术特点,从书中可以看出,以黄元御、徐灵胎、陈修园三人的学术思想对其影响最大。

王氏为豫籍医学家,他的学术思想与临床经验是中原医学的重要组成部分。他的著作至今在河南、江苏、湖北、安徽、浙江等地流传甚广。对《王氏医存》的整理,不但可以充实中医学文库的内容,而且对提高当代中医理论水平与临床诊治也是不可多得的珍贵资料。为此有作进一步整理出版的需要。

此次整理的内容有以下几点:

1. 以清同治十三年皖城黄竹友斋刻本为底本,王新华点校本为参校本,并参照程传浩等所整理的校注本。

2. 对书中的疑难字、词、句作一注释,于其右上角加注序号,以①②③……为序号标出。对部分医论、医案内容以"评语"形式进行解读。

3. 对原文标点进行修正。

4. 对原书药物分量不作更动,仍以两、钱等表示。

5. 书中有少部分药物或治疗有不科学之处,请读者予以注意。

整理者

2020 年冬

目录

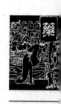

王氏医存

卷三

卷四

卷五

卷六

目录

王氏医存

王氏医存

王氏医存

王氏医存

王氏医存

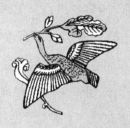

自识

—※—

　　闻之先正[①]有言，学者穷年而著一书，不如穷年而读一书。诚以抄撮[②]者尚虚辞，而研覃[③]者多实得也。况医之为道，传自岐黄，载之《灵》《素》[④]，爰[⑤]自汉、唐，历宋、元、明而益备，于国朝[⑥]固已人诵兰台[⑦]，家传金匮[⑧]，证治积而益增，记载繁而益富。昌以下驽[⑨]之资，猥冀[⑩]活人之术，粗学四诊，未明十失[⑪]，尚何敢浪诩单方，妄矜一得，既取诟于宗工[⑫]，且贻误于来哲乎！顾维[⑬]先代，以医业世其家者七传矣。昌生也晚，闻见所及，自曾大父[⑭]以至先子[⑮]，慕时府君[⑯]日用留余，必施药济世，泛应[⑰]有暇，则闭门著书，手泽[⑱]所遗，总若干种，中更[⑲]兵火，荡然灰烬。回忆往者，趋庭承训[⑳]，忽忽犹前日事。而昌潦倒，青衫[㉑]蹉跎，皓首[㉒]俯仰高矩[㉓]，感慨系之矣。昨岁薄游[㉔]皖江[㉕]，西林制府[㉖]忘其[㉗]谫陋[㉘]，招致幕下，幸奏[㉙]微长，谬[㉚]蒙优顾，屡辱下问，谨就畴昔[㉛]所尝奉教于父师者，条列件系，具以笔对，久渐成帙[㉜]，都无诠次[㉝]，自题曰《王氏医存》。同人[㉞]有过爱者，促付手民[㉟]，制府复为之叙。因自志其缘起如此，非敢问世，聊藉以表章先泽[㊱]，就正有道云尔！

　　　　光绪乙亥年[㊲]春仲[㊳]固始王燕昌识于两广节署

【注释】

①先正：亦作"先政"，指前代的贤臣、贵人，或前代的君长。

②抄撮：抄录，抄择。

③研覃(tán)："精研覃思"的省略，指专心研究，深入思考。

④《灵》《素》：指《灵枢》《素问》。

⑤爰(yuán)：发语词，无义。

⑥国朝：本朝，这里指清朝。

⑦兰台：汉代中央档案、典籍库，用以收藏地图、户籍等档案及图书。此处指医学经典。

⑧金匮：古代用贵重金属制作的柜子，用以收藏文献或文物。这里指医学典籍。

⑨下驽：资质迟钝，才能低下。为王燕昌自谦之语。驽，劣马，比喻无能。

⑩猥(wěi)冀：浅薄地期待着。猥，浅薄；冀，期待。为王氏自谦之语。

⑪十失：十种过失。清·尤乘《寿世青编·病有十失》云："骄恣率性，不遵戒忌，一也。轻命重财，治疗不早，二也。听信巫祷，广行杀戮，不信医药，三也。讳疾试医，言不由中，四也。不善择医，信人毁誉，或从著卜，五也。急欲速效，旦暮更张，杂剂乱投，六也。索即写方，制炮失宜，私自加减，七也。侍奉不得人，煎丸失法，怠不精详，八也。寝兴不适，饮食无度，九也。过服汤药，荡涤肠胃，十也。"此说可参。

⑫宗工：犹宗匠、宗师。指文章学术上有重大成就，为众所推崇的人。

⑬顾维：顾，回头看；维，虚词。

⑭曾大父：曾祖父。

⑮先子：亡父。

⑯府君：旧时子孙对其先世或人们对神的敬称。

⑰泛应：应酬。

⑱手泽：先人或前辈的遗墨或遗物。

⑲更(gēng):经历。

⑳承训:承受父辈的教诲。

㉑青衫:古时学子所穿的衣服,借指学子、书生,或没有功名的人。

㉒皓首:年老。

㉓俯仰高矩:俯仰,抬头、低头;高矩,崇高的规范、准则。合而言之,是指思考研究崇高的准则。

㉔薄游:泛泛而游。

㉕皖江:长江流域安徽段两岸地区。

㉖西林制府:西林,指萨尔图·英翰,字西林,满洲正红旗人,晚清大臣,曾任安徽巡抚、两广总督、乌鲁木齐都统,因镇压太平天国、捻军起义而成名。制府,制置司衙门,掌管军务。后文"叙"即萨尔图·英翰撰写。

㉗其:语气助词,无义。

㉘谫(jiǎn)陋:浅陋。

㉙奏:呈现,取得。

㉚谬(miù):错误的,不合情理的。

㉛畴昔:往昔。

㉜帙:包书的套子。线装书,一套为一帙。

㉝诠次:选择与编次。

㉞同人:旧时称同行业的人。

㉟手民:指木工。后又指雕版排印工人。

㊱先泽:祖先的德泽。

㊲光绪乙亥年:1875年。

㊳春仲:仲春。春季的第二个月,即农历二月。

王氏医存

叙

—※—

　　医者,神圣之传,生人之司命,救世之宏术焉。其著于轩岐,载之《灵》《素》,辞简而意赅,言近而指[①]远。自非上智之才,无以旁通曲证,而诣其精微,盖一艺之难也如此。余早历戎行[②]簿领[③],偶暇泛览方诀,窃以《灵》《素》而后著书立说,代不乏人,而试律以轩岐之大指,则择焉而不精,语焉而不详者,盖比比然,则益信乎一艺之难如此也。

　　余非知医者,窃尝闻之,唐有大医曰许胤宗[④],宋有大医曰庞安常[⑤]。二君者,皆以能医名天下。安常喜著书,而胤宗生平独不喜著书。其言曰:医特意耳! 思虑精则得之,脉之妙处,不可言传,虚著方剂,无益于世,此吾所以不著书也。安常自述其著书之意曰:察脉之要,莫急于人迎、寸口,扁鹊略开其端,而吾参以《内经》诸书,审而用之,顺而治之,病不得逃矣。是二说也虽异,余窃以谓由胤宗之说,可以砭著书之蔽而疗其妄;由安常之说,可以立著书之法而汇其通。

　　固始王君汉皋,老[⑥]于医,客余幕中,余尝从问方诀,君为述其先世授受,大凡与夫脉证之所以然,总若干卷,而征文于余。盖汉皋之于医,审脉辨证,准以许、庞两大医之言,时有互相发明者。然则是书之存,匪[⑦]特王氏数世之医学藉是以传,要其条举件系,反覆[⑧]辨正,诚救世之针砭、活人之津筏。初学者,苟由是而究心焉,将寻流溯源,则是书也,其庶几⑨首涂⑩者之指南车乎!

君早事占毕⑪,蹇于遇⑫,比军兴,尝在围中出奇画⑬以济军,事定,卒让功于同事者。余又以嘉君之志行⑭,而惜君之将老也矣,囚弁⑮数言于其简端。

同治十三年⑯冬满洲英翰⑰

【注释】

①指:同"旨",意义。

②戎行:行伍,军队。

③簿领:官府记事的簿册或文书。

④许胤宗:一作引宗,江苏宜兴人。许氏诊病问疾,重视切脉,以探求病源;主张病药相当,不宜杂药乱投,唯须单用一味,直攻病所。认为"医者意也,在人思虑,又脉候幽微,苦其难别,意之所解,口莫能宣",故其一生不曾著述。

⑤庞安常:庞安时,字安常,自号蕲水道人,蕲水(今湖北浠水县)人,被誉为"北宋医王"。晚年撰成《伤寒总病论》6卷,着意阐发温热病,主张把温病和伤寒区分开来,是对外感病学的一大贡献。

⑥老:有经验。

⑦匪:不,不是。

⑧反覆:反复。

⑨庶几:或许可以,表示希望或推测。

⑩首涂:与"首途"同,出发、上路义。

⑪占毕:亦作"占哗"。指经师不解经义,但视简上文字诵读以教人。后亦泛称诵读。

⑫蹇于遇:遭遇不顺。蹇,艰难,不顺利。

⑬奇画:奇策。

⑭志行:志向和操行。

⑮弁(biàn):放在文章的前面,即文章的序言。

⑯同治十三年:1874 年。

⑰英翰:晚清大臣,萨尔图·英翰,字西林。

凡例四则

—※—

一、古人言病多言证。陶节庵①有言,赃以证盗,刃以证杀,有明证、见证、对证之义。以浮、中、沉三脉详而治之,则病无遁情。然病有因脉知证,亦有弃脉从证者,因时消息②,在会心人善参之。

一、伤寒治法,仲景后诸家辨析毫厘,非鄙人所敢赘③议也。兹编杂病为多,昔巢元方④以伤寒、时气、温病、热病为四种;周禹载⑤分温、热、暑、疫为四种。况复古今异宜,南北异气,人欲日开,病情递变,衰朽⑥书生,确守绪论,阅者亮⑦之。

一、妇人胎前产后,性命所关,生死存亡,间不容发,尤医者所当慎之加慎也。乳子病尤难治,前辈亦名哑科,盖以四诊之法,至此俱穷。兹编于妇人、乳子一切证治,不嫌繁复,聊自尽其一得之愚云尔!

一、名医立案,各有心得,流传既久,嘉惠无穷。盖临证多则阅理精,练事深则处方稳,此前贤医案所以可贵也。兹编附以鄙案若干条,非敢自襮⑧所长,区区心苦,藉以就正高明焉!

【注释】

①陶节庵:陶华,字尚文,号节庵、节庵道人,浙江余杭人,明代医家。临证精于脉诊,不拘成法,著有《伤寒六书》和《伤寒全生集》。

②消息:犹"进退消息",指增减、变化。

③赘:多余的,无用的。

④巢元方:隋代医家,著《诸病源候论》,又名《巢氏病源》,是我国现存第一部论述病因和证候学的专书。全书分六十七门,载列证候论一千七百二十条,叙述了各种疾病的病因、病理、证候等。

⑤周禹载:周扬俊,字禹载,江苏苏州人,清代医学家。著《温热暑疫全书》《伤寒论三注》等。

⑥衰朽:凋落、凋谢。谦辞。

⑦亮:清楚。

⑧襮(bó):暴露,显示。

卷
一

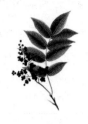

中气约言

人受天地之中以生。中者,于河洛①为中土,生物之始气,又曰元气。此气未兆②,是曰无极③;既兆,是曰太极④。宋玉⑤《小言赋》无朕⑥之中,微物潜生,视之无象,睹之无名是也。太极动而生阳,静而生阴。阳则为气、为热;阴则为血、为寒。热发为火,寒凝为水。阴足配阳则气平,阳足配阴则血平,故不病。

中气在身,自动自静,出没有处,生发有时。清阳上升,浊阴下降。阴降于肾,凝而为精;阳升于心,发而为神。心愈用而愈灵,极则神虚;肾愈泄而愈流,极则精竭。神虚则头重,精竭则足痿,耄⑦老至矣。

中气生阳而化温暖,生阴而化清凉。以温暖、清凉之重轻,占⑧动静之强弱,即以动静之强弱,占中气之盛衰。中气盛,则动静俱盛,神气壮健;衰则俱衰。故一动则由温至暖,化神化气,遍蒸诸虚,比⑨未及热燥,而动极欲静矣;一静则由清至凉,化液化血,遍润诸实,比未及寒冷,而静极欲动矣。其动也,不疾、不徐、不壅、不滞,如蒸气之渐融腔,充盈无馁;其静也,非歇、非结、非消、非化,如流水之渐盈科⑩,涵濡不溢。动不可遏,静不可挠,其机然也。故温属木,肝司之;暖属火,心司之;清属金,肺司之;凉属水,肾司之;其率⑪之⑫各效厥职⑬,无过不及,属土,脾司之。故湿不足则木郁,温太过则木摇;暖不足则火减,暖太过则火炽;清不足则金燥,清太过则金顽;凉不足则水涸,凉太过则水凝;四者有一失职,而土即不足为率。故四者强,土皆受其损;四者弱,土皆随之虚。唯土能自强,四者皆受生而和顺;苟土自弱,四者之病百出矣。然所由为病,乃在中气:动胜静,则真阴不足,其病皆阴虚火盛;静胜动,则真阳不足,其病皆阳虚火弱。动静俱衰,则真元亏损;动静俱盛,则诸病不生。若有动无静,则孤阳猖獗;有静无动,则纯阴用事:皆立死矣。

【注释】

①河洛:指黄河与洛水两水之间的地区。

②兆:开始。

③无极:古代哲学名词。指派生万物的本体以其无味、无臭、无声、无色、无始、无终,无可指名,故曰无极。《道德经·二十八章》云:"为天下式,常德不忒,复归于无极。"

④太极:指天地原始混沌之气。《周易·系辞上》云:"易有太极,是生两仪。"两仪是指阴阳,阴阳交合,方有万物。

⑤宋玉:又名子渊,华夏族,崇尚老庄,战国时期鄢(今湖北宜城)人,楚国辞赋家。曾事楚顷襄王,应命而作《小言赋》。

⑥朕:征兆,迹象。

⑦耄(mào):年老。《礼记·曲礼上》云:"八十、九十曰耄。"

⑧占(zhān):本义指用铜钱或牙牌等判断吉凶,引申为观察、推断。

⑨比:及,等到。

⑩盈科:水充满坑坎。盈,满也;科,坎也。

⑪率:大概、大略。

⑫之:助词,无义。

⑬各效厥职:各尽其职。效,尽;厥,其。

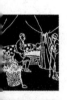

王氏医存

中气分为精气神

一中气也,而三其名。氤氲①而充塞于身,曰气;灵慧而光莹于身,曰神;凝融而温养于脉络,曰精。盖阴阳之中,精、气、神俱在也。保守精、气、神,即保守中气。精、气、神伤，即中气伤也。

　　思虑伤神，怒叫伤气，淫欲伤精。死于伤神、气者少；死于伤精者多。人皆指肾水为精，非也。精乃中气之凝，融和涵养于百脉之中。肾乃脏腑肉团之一，脏腑各有津液，癸水乃肾之津液，岂精乎？当交媾时，心君骏发②其令，百体齐应，神为之凝，气为之聚，全精俱动。及将欲泄，百脉精力猛聚百会穴中，头身炙热，直由玉枕③下窜脊中，箭疾而达命门，炙得肾水猛沸，包裹精气而顿泄入子宫。然则肾水特包裹精而同泄者，而精乃一缕暖气耳！此暖气，便是结胎之真种，即己之性命。若滥淫无度，非零星抛性命乎？

【注释】

　　①氤氲(yīn yūn)：烟云弥漫的样子。

　　②骏发：迅速发扬。

　　③玉枕：足太阳膀胱经穴位，在后头部，当后发际正中直上2.5寸，旁开1.3寸，平枕外隆凸上缘的凹陷处。

命门有形之始

卷一

　　养身家①主气所用，皆无形；医家主质所用，皆有形。故道称气穴，医称命门。命门者，一身有形经络之始也。周身空处，皆气行之路，本于命门。命门空居两肾之中，始气之生，先达于此。气有动静，故命门有开阖，由此渐达诸虚。命门之一开一阖，九窍应之以呼吸，百脉应之以动静，人所赖以永年也。

【注释】

　　①养身家：即养生家。

病无论男妇、老幼、强弱，但能保全精、气、神，皆无患也。盖神静而凝则成气，气静而结则成精；精遇温和则还化气，气遇温和则还化神。分用之则各效其能，浑融之则归本元气。元气动则复化阳而生神，静则复化阴而生精。精与神，皆气之动静所生也。三者无失，则精以生之，气以充之，神以养之，而一身内外得其守矣。

若病伤精而不伤神与气，则气尚足化精以补其虚，神亦化气以弭①其乏；若病伤气而不伤精与神，则精得神之温，亦能还化为气；若病伤神而不伤精与气，则气借精之固，亦能还化为神。此仅伤其一，而二者能补救之也。然及其补救以复元，固自觉迥②非未伤时矣。

若病伤其二，则所余之一者，孤而无与，不足生其二矣，安有不脱者乎？脱精必由小便，脱气必由大便，脱神必由汗孔。凡遗精、浊淋，男脱阳③、女脱阴④，但使大便不泻及自汗、盗汗、大汗不出，则神与气尚存也；凡泻痢肠滑，但使肾精久固，诸汗不出，则精与神尚存也；凡自汗、盗汗、大汗，但使肾精不泄，大便不滑，则精与气尚存也。

仅伤其一，皆能救也；不则⑤三处要证见其二处，不时即脱，无药可挽也。又虚弱极者，头面大汗，身冷无汗，亦作脱论；因其微阳仅足越于首也，四肢必冷过肘膝矣。若表虚里实之人，外感风寒，内食冷物，闭塞关窍，身冷自汗，不在此例。

按：淫欲过度与遗精之人，泻痢日久必脱，或受表邪，误发大汗亦脱；又久泻之人，偶感表邪，误发大汗亦脱；老人久病，头面自汗，偶作滑泻亦脱；老人久病，久泻不能食，忽自汗，或发汗亦脱：皆伤其二也。

【注释】

①弭:消除。

②迥:远。

③男脱阳:脱阳,阳气严重耗损,有虚脱之象。《难经·二十难》说:"脱阳者见鬼。"男子因性交而虚脱者,为男脱阳。

④女脱阴:脱阴,肝肾阴精过度耗损,可致视力严重衰退或丧失。如《难经·二十难》说:"脱阴者目盲。"女子若因淋浊不断,伤及肝肾阴精者,为女脱阴。

⑤不则:否则。

治五液皆补肾水

肾主五液。五液之泄,各因本脏不固,而皆根于肾虚。肾之液精,精泄肾不固也;心之液汗,汗泄心不固也;肝之液泪,泪泄肝不固也;肺之液涕,涕泄肺不固也;脾之液津;津泄脾不固也。而皆原于肾水先虚,不能滋木,木郁生风,而行疏泄之令故也。治五液之病,皆须兼补肾水,养平肝木。

按:肾中之液,名癸水,以南北言;又名阴精,对阳精言也。

即汗处知其虚处

五脏皆有汗,不独心也。汗皆为虚:心虚则头汗,肝虚则脊汗,肾虚则囊汗,肺虚则胸汗,脾虚则手足汗。人弱而专出一处之汗,久而不愈,即此经虚也。幼壮之人,手足多汗者,因肝盛力强,木常疏达脾土而然,非病也;然或食量未大,则脾胃亦受肝克矣。

壮者阴阳不同

壮盛之人，阳强阴弱者，多寤[①]；阳弱阴强者，多寐[②]。阳强者，神气旺；阴强者，肌肤丰。此皆属先天中气。有谓气为阳，余凡有形皆为阴，乃养生者之言，非医也。

【注释】

①寤：睡醒。

②寐：睡着。

【评语】

《灵枢·口问》言："阳气尽，阴气盛，则目暝；阴气尽而阳气盛，则寤矣。"吴鞠通《温病条辨·下焦》据此概括为"阳入于阴则寐，阳出于阴则寤。"故上文言"阳强阴弱者，多寤；阳弱阴强者，多寐"。

阴阳强弱治宜

阴强阳弱者，常病阳痿、体倦，治宜扶阳去湿，若有郁须兼解郁，不则反生上热；阳强阴弱者，常病目昏、口干，治宜养阴、清燥，若有郁须兼解郁，不则反生下寒。肥人多阳弱，瘦人多阴弱。

气血虚治宜

气虚者，皮松，宜补气；血虚者，肉软，宜补血。

卷
二

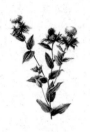

论诊脉于寸口分寸关尺

两手太渊①之六部，总名寸口，皆肺之部。肺司宗气②，脉乃气行之迹，寸口乃气之大会也。古人于两寸口，各分寸、关、尺，共六部，每部各分浮、沉，以定脏腑部位，各诊其寒、热、虚、实，以求病在何经，参合望、闻、问，以得其准。大要以缓为无病。缓者，脉之四至也。医人一呼一吸之顷③，病人脉来四至也。脉浮在表、在腑，为阳；脉沉在里、在脏，为阴。至多为热，至少为寒，有力为实，无力为虚。陈修园④《医学实在易》列四家脉法，最为简赅。予家脉法亦同。

按：本人中指中节大纹两端，相去曰一寸。太渊高骨曰关，鱼际至关一寸，尺泽至关一尺，故名寸、关、尺。诊病用三指捺处，身长者三指疏捺⑤，身短者三指密捺。

王氏医存

【注释】

①太渊：手太阴肺经脉，在腕后桡动脉搏动处。太，原本作"大"，系形近之误，故改。

②宗气：由水谷精微化生的营卫之气与吸入之大气混合而成，积于胸中，是一身营养之气输布的出发点。《灵枢·邪客》："宗气积于胸中，出于喉咙，以贯心脉，而行呼吸焉。"

③顷：短时间。

④陈修园：清代医学家，名念祖（约1753—1823年），号慎修，福建长乐人。编著有《伤寒论浅注》《金匮要略浅注》《医学从众录》《时方妙用》《医学三字经》《医学实在易》

等,均通俗易懂,深入浅出,由博返约,流传甚广。

⑤捺:(nà),按。

求脉之本分浮中沉

又有不分寸、关、尺,但分浮、中、沉,左诊心、肝、肾,右诊肺、脾、命,专定各脏病者,此因病剧证危而求其本也。诊老人、虚人、产后、久病,皆不可无此法。诸家言脉,各有师承心得,常有此是彼非者,而阅历日久,竟皆有是有不是。医人要能串通兼用,勿偏泥一说。

按:轻诊曰浮,古名举;半轻半重诊曰中;重诊曰沉,古名按。古又以浮曰内,以沉曰外。

论脉法

人自少至老,四体百骸,皆中气长养而成。中气根潜于立命之处,布散一身内外,所到之处皆活,所不到之处皆死,故虽毫发皮肤,有气则荣,无气则枯矣。

脉者,中气之见象也。中气灌注于脏腑,串满于经络,散扬于肌表。中气病则身病,中气不病则身不病,故外感、内伤,非病身也,乃病中气也。

中气之行于五脏者,曰脏气;行于六腑者,曰腑气。腑气皆达于气口之表,以浮取之,可察中气之病于腑也;脏气皆达于气口之里,以沉取之,可察中气之病于脏也。故治表之病,所以救护中气,不病于腑,治里之病,所以救护中气,不病于脏。非中气自中气、脏腑自脏腑之气、病自病也。

每临一证,六脉皆动,须先明其何部之脉无病,然后一一比较,乃知其何经有病。

四至和缓,固是无病。然以浮、中、沉而论,唯中取之,须不大、不小,而四至和缓;浮取之,须似有、似无,而四至和缓;沉取之,须细柔、流利,而四至和缓:乃为无病。又以寸、关、尺而论,每部皆应,分浮、中、沉与前同,除中脉乃中气本位,不足执以察病。若浮不似有似无,沉不细柔流利,虽四至而缓,非和矣,而中脉亦各随浮、沉而变象,难为和缓矣,宜审其表里何病?

诊外感,执定浮、沉,以辨其寸、关、尺。盖初感由于经络、病在表,轻者寸浮盛,重者关、尺盖亦浮盛;迨传入里,生内热,则沉盛矣。病在上,则见于寸,病在中,则见于关,病在下,则见于尺。

诊内伤,执定寸、关、尺,以辨其浮沉。盖初病即分脏腑,其脉各见于本位。病在腑,则本部浮;病在脏,则本部沉。迨日久,有腑病而连引脏者,有脏病而伤及腑者,有数经兼病者,皆按部而察其浮沉。

凡数经兼病,须治其紧要者为主。盖有当前之证候、形色与致病之因,由核对于所诊脉象,要归一路,则得其主脑而治之;其余连类相及与旧有之病,或可兼治缓治。

辨寿夭脉

长脉主寿不准,唯寿者脉多长耳,短脉主夭亦不准,唯脉短无神多夭耳。但诊脉尚不足知病,何足定寿夭? 须兼望、闻、问以细参之,及有无代脉,斯可以知病矣。

三焦属六部浮脉

三焦脉,宜于六部轻取。书以三焦配右尺,言火之开窍,非脉位也。临证则寸主上焦,关主中焦,尺主下焦。头左偏病,则左寸浮上于鱼际;不上鱼际,但主膻中。左少腹、腿足病,则左尺浮下于尺泽;不下尺泽,但主小肠、膀胱。

头右偏病，则右寸浮上于鱼际，不上鱼际，但主胸膈。右少腹、腿足病，则右尺浮下于尺泽；不下尺泽，但主大肠。腹左偏与胆经病，则左关浮；腹右偏与胃经病，则右关浮。以单指诊之自见也。左寸盛，忌参及补心、补火；右寸盛，忌芪及补肺、补中。关、尺皆可以例推。

六部沉脉主证

左寸沉实、五至、不浮，有力主心经实热诸证，无力主心经虚热诸证。若结则心痛，数则心热，芤则心失血。余例推。

左关沉实、不浮，主肝经热，有力则实，无力则虚。弦则气痛，促则痛甚，细弱而结则癥瘕痞块，数则夜发热。

左尺沉实、不浮，主肾经热，有力则实，无力则虚。结则茎痛，芤则尿血，弱则浊带遗尿，虚大无力则下疳[①]，涩则阴痒。

右寸沉实、不浮，主肺经热，有力则实，无力则虚。证多咳嗽。芤则失血，结则胸痛，数则发热，虚大无力则肺痈，细迟弱结者危。

右关沉实、不浮，主脾经热，有力为实，无力为虚。濡细而虚则肿，结则腹痛，数则泻痢，弦则块痛，弦迟而结则食积痛。

右尺沉实、不浮，主相火盛。结则疝痛茎痛，数则遗精，芤则下血，涩则肛痒痛，细迟而结则痔漏，迟而无力则脱肛。

【注释】

①下疳：发生于男女阴部的早期梅疮，多由性交不洁而致。

左寸浮兼小肠膀胱膻中宜辨

左寸浮,宜小肠病。参以望、闻、问,果小肠有证则医之,若无小肠证;唯是头痛、发热、脊强、无汗,则非小肠病,乃太阳膀胱初感寒也。寒伤营,不伤卫,故无汗;寒迫其表,故发热。膀胱之经,贯脊至两太阳穴,故脊强、头痛。表证在上焦,故左寸浮。若又无太阳膀胱证,唯心烦、咽干、舌痛,目小眦①红痛,乃热在膻中也。若小便见热证及淋浊、小腹痛,其膀胱、小肠脉,乃见于左尺。

【注释】

①眦:原本作"觜",系形近之误,故改。

右尺浮兼三焦大肠

右尺浮数,若见三焦热证,是病在三焦;若无三焦证,则必是大肠热证。若浮数,有力则便结,无力则便泻,结则肛痛,茫则便血。若虚大而迟,右寸亦弱则脱肛。右尺若浮涩促,则肛风生虫;浮滑而结,则泄痢,迟而滑,则虚泄。

一病之脉干涉各部

以脉求病,只论经络,不执部位。如膀胱在左尺轻诊,然太阳诸证,初取左寸之浮,渐及左三部皆浮;肾在左尺重诊,而少阴诸证,常上见于耳、目、口、咽。又如杂疾脉多见于两寸、两尺;时疾脉多见于两关。又如三焦、命门在右尺,其病在下,则脉见于尺;若病在上,则脉见于寸。大肠与肺在右寸,小肠与心在左寸。若病在上,则脉见于寸;若病在下,则脉见于尺。盖病象见于何部,知其病到此经,不可专执彼此不相涉也。

实热脉

实热之脉常浮数,火性炎上,故尤强在寸。治之,须由寸渐降于关、尺而平。若沉数则多虚热,而实热少。

病有主脉

脏腑杂证,各有主病,即各有主脉。如心实火盛,则左寸洪数有力;火生于木,左关必盛,其余诸火皆随心君而动,肺与大肠之金皆受克矣。脾胃土燥,亦不能生金,且水不能为制,又难救金,故心火盛则诸脉皆数。其定为心病者,以所见之证,皆心经实热之证,并无他脏腑大热也。或略兼有别经证,如口渴不知味,右关亦浮,似系胃热之病,而究竟渴非多饮,口非干苦,舌无黄苔,其热乃心火所生,火炎土自燥。其脉、其证,皆非如心经之剧也。

又如心虚火弱,则左寸沉迟无力;腐木不生火,左关亦弱;其余诸火皆不足为助,顽金无制,反来侮火,寒水泛涨,渐见浸淫,故心火衰则诸脉皆迟。而定为心病者,以所见皆心虚证也。

一部脉见三象四象

洪滑中有细,或兼虚大之象;迟中有结,及兼芤、涩等类。

如右寸洪,肺热也;洪而滑,又有痰。而中有一线之细,是其虽细而力强,乃能见象于洪滑之内,主上焦有痛;不为促、结、弦、大而为细,其痛是郁热,非实火。治宜解郁、清肺、化痰,不宜寒凉,不宜攻伐。余仿此。

辨芤涩

芤,失血也。涩,血虚也。涩系已往,芤应目前、将来。书言涩脉尚多,而芤则仅言肺部。予所历证,六部浮、沉,皆曾见芤、涩二脉。寸芤则上失血,左寸常应舌、耳、目,右寸常应鼻、口、牙;关脉浮芤应上,沉芤应中、下;尺芤左应小便,右应大便。涩所见部,主久病血虚之麻木。又见于浮,主六腑;见于沉,主五脏。妇人血虚,半身麻木,则一手脉涩而有声。又久失血者,亦沉芤,如按葱管。

气血痛脉

气痛脉,两关沉细而数,正痛则促矣,甚则弦紧。其异于他证者,有时痛止则但沉细也。此多有热,故痛有止时。血痛脉,两关沉涩无力而迟,正痛则细,甚则细结,痛减则迟缓而仍结。此皆寒证也。

六部主痛之脉

目痛者,鱼际细数,耳痛者,鱼际洪虚;疟疾,两关皆弦。左寸结,膻跳痛,右寸结,胸痛。左关沉,怒气,沉而结,左胁痛;右关沉,食积,沉而结,右腹痛;两关沉结,脐腹痛。左尺结,小便痛;右尺结,肛痛。六脉结而弦,怔忡。尺弦结而下尺泽,腿足痛。又寸脉沉而横,胸腹旁横亘①痛。右寸弦紧,胸痛,右关弦紧,胃痛;尺弦紧,少腹痛。横与弦紧,皆有块之脉也。

①横亘:横跨。

郁闭则脉有反象

脉有反象,皆郁极而闭阻者也。如肝病左关弦,郁则细而弦,郁极则细而结,甚则伏矣。然其弦反见于相克之经,故右关弦也。余例推。

临证须问本脉

素未识面,乍诊脉证相合,而药不应,或增证。乃其本脉素非平等,偶而按脉,据证用药,而未问其生来脉象也。

尺盛有非病

保精日久者,两尺俱盛,故六脉重取皆实,非病。

寸尺脉伏治法

寸脉伏,若无虚证,乃风寒闭之也。尺脉伏,若无虚证,乃湿热闭之也。但寸既为风寒所闭,则表虚矣,宜开肺窍、润肺液、固肺气,兼利关节,而不可发汗;尺既为湿热所闭,则里虚矣,宜升肾阳、保肾精、渗肾湿,兼消积滞,使热自解,而不可利二便。

左右强弱主病

凡左脉弱,右脉强,主汗多、遗精、肝郁等证;右脉弱,左脉强,主易怒、腹痛及误服补火丸散,必生肝热、滑精诸证。右脉盛,左手无脉,主痰结、气虚;左脉盛,右手无脉,主食滞、肝郁。

右寸细迟而结

右寸细迟而略结者,苟无胸痛之证,必作半截呃,不能作长呃也,即噎食之初起。

虚脉证治

无病之人,浮取无脉者,表虚,以平素易汗为据;沉取无脉者,里虚,以平素易泄为据;中取迟弱者,中气虚,以平素不能食、精神弱为据。唯生而双伏之六阴脉,不在此论,以其人能食而精神不弱为据。

表虚者,每病勿用发汗药,防汗脱也;里虚者,每病勿用攻下药,防泻脱也。大约此等人病,当汗之时,于固本方中,略用疏理、解肌之药,即能得汗,外邪既散,速固气血为要;当下之时,于固本方中,略用润肠、消积之药,即能得泻,大便既利,速固气血为要。治老人病与久病,同此法。

两寸脉常弱,两尺脉常强,其人阳虚阴实,每病必易受风寒及湿热等证。

两寸脉常强,两尺脉常弱,其人阳实阴虚,每病必上热下寒、上实下虚、浮阳上越等虚寒证。

凡书偏用温补滋阴者,其所存之医案,皆尺弱寸强之人病也;偏用寒凉克泄者,其所存之医案,皆寸弱尺强之人病也。

男右脉强,左脉沉细有力者,气弱内有湿热也,不数日必遗精;若尺弱者,必已遗精也。女脉如是者,必白浊①、白淫②;脉有结者,必白带。

又男脉两关细数,余皆弱者,亦遗精,且患瘰疬。

阳虚、阴虚,望、闻可知。其人面色红赤光明,顾盼③有力,唇红或紫,呼吸有力,举止急速,声音响亮,精神爽快,此等人病,多是阴虚,凡药宜养阴,勿补气、补火;若其人面色白淡,瞬视④怠缓,唇淡或白,呼吸迟弱,举止懒散,声音涩暗,精神颓靡,此等人病,多是阳虚,凡药宜助阳,勿滋阴补水。

按:阳虚、阴虚,为病皆多。医家无所分别,概谓阴虚务用熟地,不复知有阳虚何也。

阳虚之人,老人及久病、痨证、产后等人,补剂中之肉桂,能疏达肝木,附子、干姜,能开周身经络。苟滥加解表之药,须防大汗亡阳;且熟地能湿脾土,生地、二冬⑤能清胃阳,苁蓉、知母能滑肠清热,若用之有误,必作泄生寒。再加有油湿润等物,则便溏难止,四肢作冷矣。

【注释】

①白浊:病名。指小便色白混浊;亦指尿道口滴出白色浊物,小便涩痛,但尿不混浊。

②白淫:病名。指男子尿中带精,或女子带下病。《素问》王冰云:"白淫,谓白物淫衍,如精之状,男子因溲而下,女子阴器中绵绵而下也。"又指滑精。

③顾盼:左顾右盼,向周围看。

④瞬视:眨眼。

⑤二冬:指天门冬与麦门冬。

脉行为饮食所挠宜察

每一昼夜,气血之行,等于天度①。数则病实与热,迟则病虚与寒。在六淫、七情,为病固属应尔!若饮食之五臭、五味,伤于偏嗜,则脏腑之阴阳为其所挠,而气血之行非速即迟,不能循其常度。故多食香甘,则挠脾胃土;多食膻酸,则挠肝胆木;多食焦苦,则挠心小肠火;多食腐咸,则挠肾膀胱水;多食腥辣,则挠肺大肠金。味入脏腑,变涩与糙,臭入脏腑,变臊与臭。涩乃咸酸之变,糙乃辣苦之变,臊乃焦腥之变,臭乃膻腐之变。当其变时,则脉亦忽数忽迟而无定,皆饮食不节之咎也。此特迫以致之,原非病脉本象,比及时过则不复然矣。时未过而诊其脉,苟不知察,认为病象,其误非浅!

【注释】

①天度:度,标准、法度,也是量词,即自然之数。

附诸脉主证

左尺细而紧,阴痛;细而滑,遗精;芤涩者,尿血。右尺虚弱,脱肛;芤结,痔疮泄血。

凡脉上鱼际,芤者血上溢;洪数者火冲鼻,或头痛、热咳;洪而不数,牙痛、耳鸣。

女左脉弱，右脉强，白带。

腿足有热痛等证者，尺脉下长，寸余而洪。

感寒者畏寒，左三部皆浮数，故周身热而痛；左鱼际亦浮数而细，故头大痛。若右三部亦浮数，则恶食。非风者，因无汗也；非阳明热者，因不渴也。

冒风者畏风，右寸、关浮而不数。非寒者，因有汗也。有汗，故肢节不痛。汗复干，则身复热。右鱼际亦浮细不数，故头目蒙痛。胃无热，亦不渴也。

旧患疮疡者今脉仍见

旧日曾患梅疮，虽医愈，伏毒未尽者，今有病时，左关重取，常芤而结，忽大忽小，左尺重取，常细而涩。

旧有痔漏者，今有病时，右尺重取，常涩而结。

脉贵有根

劳病吐血脉浮，若重诊无脉，乃无根，将脱也。一切虚病、老病、久病、产病，均贵重诊有脉也。大汗者，其脉轻诊弱，重诊强，仍有未出之汗，虽止之而不能止；若轻诊强，重诊无，亦将脱也。唯浮沉皆得，脉力平缓，愈之象也。

肾脉强防遗精

左寸弱，左尺重诊有力，亟用北沙参、白芍、泽泻、车前等清补之，恐遗精也。忌温热、滑降之品，并忌三仁等药，亦能滑精也。

呼吸致脉缓急

医者之呼吸，平人无病和缓者也；病者之呼吸，有实热则速，有虚寒则慢，非和缓者也。呼吸速则脉至多，呼吸慢则脉至少。而医以无病之呼吸量之，故知其迟、数、强、弱也。

婴孩气盛、身短、脉络近，故呼吸速、脉至多。

老耄元气耗，而脉络有不尽之痰，故呼吸不匀、六脉滑细。

痛急则呼吸亦急，痛缓则呼吸亦缓。病痛皆呼吸不匀，故脉结与促。

奇经八脉于寸口

八脉主病，皆由尺直上，或至关，或至寸，或贯两部，或贯三部不等。《脉经》既列之矣，然究不足拘也。唯督、任、带三脉为病，各有其证，按证诊治可耳！

关弦必成疟

感冒风寒，二三日未愈，两关脉弦者，将成疟。

脉有常象

瘟疫、感冒，脉常乱而无定；杂病，脉常不乱而有定。

杂病左关浮结细紧,背胛痛;右关浮结细紧,胸腹痛;左全浮结,大背不舒;右全浮结,大腹不畅。

论六阴脉

脉有六阴,谓其清且秀也。清则不浊,秀则不蠢①,盖得天地清明之气,故为富为贵也。其间亦分三种:曰细、曰微、曰伏。其脉虽细而有神,虽微而有力,来去爽利,故称六阴。苟无神无力,又委顿,则非清秀,乃孱弱②矣。唯伏脉六阴,无病则无脉,何部脉见,主何经病。《枢要》③名阴阳伏匿④。有谓真六阴、假六阴、似六阴,皆不识此脉者也。

六阴脉神胜力主贵,力胜神主富,皆胜主富贵。肝、肾偏强,悭⑤富无文;脾、肾偏强,贤贵不富;五脏皆强,文武大富贵。六脉和秀温文,大富贵;唯右尺重取,多虚少实,且富贵人均无怪脉。生而弦、数、结、促之类,皆怪脉也,不富贵,亦不寿。

【注释】

①蠢:笨拙。

②孱弱:身体瘦弱,不健康。

③《枢要》:指元代滑寿所著《诊脉枢要》。

④伏匿:隐藏。

⑤悭:吝音,欠缺。

诸病脉有不可泥之时须察变故

有是病必有是脉，乃病证之常也。乃有昨日脉浮，今日变沉；晨问脉缓，夕间脉数；午前脉细，午后脉洪；先时脉紧，后时脉伏。或小病而见危脉，或大病而见平脉，或全无病而今脉异于昔脉，变态不常，难以拘执；然既有变态，定有变故，唯在善用心者，详问其故，核对于先后所诊之脉、之证，则其脉变之由及新夹之证，皆洞明矣。或应原方加减，或应另方施治，自无误也。苟不详问脉变之故，而但据脉立方，鲜不误者！

浮沉迟数均不可泥

表有风、寒、热、燥者，脉浮；而虚弱之病，至阳脱时，久病临危时，脉皆浮。病在脏者，脉沉；而暴怒者、腹痛极者、水肿者、瘟疫汗不能出者，脉皆沉。寒病脉迟；而伤暑、滞食、困水及冷风迫汗，凝滞其气血者，脉皆迟。热证脉数，而内痛甚者、汗将出者、虚阳将越者，及泻痢、疮疡、初产、喘咳，脉皆数。故须参之望、闻，问以辨之。

头痛者，脉上鱼际，而耳、目、鼻、口、喉、舌病，及三阳有燥热致遗精、血崩者，脉亦上鱼际，两尺反不盛。

二便有热者，尺脉浮盛；而发得上半身汗者，尺脉亦浮盛。腿足痛者，尺脉下尺泽；而疝疼、痔漏痛者，尺脉亦下尺泽。

伤寒少阳病脉弦；而瘟疫、疟疾及寒冷闭汗者，脉皆弦。

失血者脉芤；而肝郁、胃热、吐血正多而未平者，脉弦数，反不芤。

食燥热性者，脉浮数；食寒滞性者，脉沉缓；食热升性者，脉上鱼际；足心贴膏者,脉下尺泽;食滑肠物者,右尺浮;食利水物者,左尺浮;皆物食使然,非必病使然也。

按:病各有一定主脉,既变常象,必有交故,临证时宜加察也。

【评语】

王氏论脉,言脉位,说脉法,阐脉象,体察可谓面面俱到,细致入微,不乏独到之处。然脉时有因变,不可拘执而"据脉立方"。脉学深奥,非平素历练、用心感悟者不可察、难照为也。

卷
三

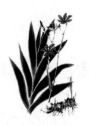

诊脉说

　　诊脉须临证既多且久,胸有成竹,机圆法活,诊时自有把握,参以望、闻、问三者,乃无错误。若医人临证未久,每诊一手,三部齐动,方寸乱矣。务须安身静坐,闭目折肱①,使眼、耳、心、手齐入寸关尺内,每部候十余呼吸,乃能觉得浮、沉、迟、数有准。若值一切劳力、动心、搔神、扰气之顷,而乃顿使诊脉,岂可得哉?况复多言乱语、器物丁东②,其三指虽在病腕,而眼、耳、鼻、口俱随心游于别所矣,乌能知脉?

　　病者侧卧,则在下之臂被压,而脉不能行;若覆其手,则腕扭而脉行不利;若低其手,则血下注而脉滞;若举其手,则气上窜而脉驰;若身覆,则气压而脉困;若身动,则气扰而脉忙。故病轻者,宜正坐、直腕、仰掌;病重者,宜正卧、直腕、仰掌,乃可诊脉。且医人三指头内,亦有动脉,须心有分别,勿误作病人之脉。

【注释】

　　①折肱:屈肘。

　　②丁东:象声词,形容玉石、金属等撞击的声音。也作丁冬、叮咚。

【评语】

　　《素问·脉要精微论》云:"持脉有道,虚静为保。"病者轻重与体位,医者切脉手法均宜随变也。

治病分先天后天

阴阳有先天、后天之分。先天元气,动则生阳,静则生阴。阴阳不可偏盛;阴盛则阳虚,宜扶其阳;阳盛则阴虚,宜养其阴。凡精神不旺、气力怯弱、畏风、畏寒、便多、食少诸病,皆阳虚也,宜参、芪、桂、附、姜、术等药。凡津液不足、肌肉不丰、畏暑、畏热、口干、目蒙、粪燥、尿黄、耳鸣、鼻干、发焦等病,皆阴虚也,宜芍、地、二冬、石斛、乌梅、梨汁、萸肉、蜂蜜、饴糖①等药。后天阴阳,乃六淫、饮食等事,伤于表里,而病寒、热、虚、实,治以解表、清热、散寒、化痰、消积、杀虫、化块之类,皆外铄②者也。先天阴阳论盛衰,后天阴阳论五行生克,学者宜切究之。

【注释】

①饴糖:用米和麦芽为原料制成的糖。主要成分是麦芽糖、葡萄糖和糊精。药用以软饴糖为好。味甘,性温,能补中缓急、润肺止咳、解毒,主要用于脾胃虚弱,里急腹痛;肺燥咳嗽、咽痛。

②铄(shuò):本义为熔化,引申为消解、清除。

四方之人证治不同

四方风土各异,人之禀受亦殊。西北方人,冬月表邪无汗之证,须羌活、麻黄、荆芥、防风、葱、姜之类,乃能发汗;若自汗之证,须白芍、桂枝、黄芪等药止之;若有积滞、内热、便闭等证,须芒硝、大黄、枳实、厚朴等药乃能下之。东南方人,冬月表证无汗,但用紫苏、薄荷,足以发汗,仍加白芍、乌梅、北沙参、甘草等味固其本;自汗之证,须白芍、北沙参、麦冬、浮小麦、生牡蛎、甘草等药,止汗而兼固本;若内热,但宜白芍、黄芩、麦冬、生地、知母、石斛等药;若大便闭,但宜当归、麻仁、蜂蜜、瓜蒌皮、山楂等药;小便结,宜车前、萹蓄等药;有积滞,宜枳、朴、楂、曲等药。西北方人感冒,多属风寒;东南方人感冒,多兼瘟疫。

贫富劳佚① 证治不同

医膏粱②病,忌大发汗,宜兼渗湿、消食、固本;医藜藿③病,忌大温补,宜兼解肌、润燥。

富而悭吝者病,与贫而多郁者同治。贫而嗜酒色者病,与富而奢淫者同治。又木处而颠④受风也,土处而病受湿也,煤炭窑中人亦受湿,处高之人皆受风,铁铜匠人皆受火,辛苦夫役工人皆伤力。

【注释】

① 佚:同"逸";安闲,安适。

② 膏粱:肥肉和细粮,泛指美味的饭菜。膏粱病可理解为今之营养过剩病。

③ 藜藿:指粗劣的饭菜。藜藿病可理解为今之营养不良病。

④ 颠:头顶。

五方水土为病

五方水土饮食,各能移人肠胃。凡故土生长,则习与性成,若久客他方,水土不同,肠胃岂无少改特改而致病者? 在东南方,常是湿热、痰燥;在西北方,常是寒泻、疼麻。亦有水土性烈者,偏生异病。

如湖北天门①地方,人生饮嗉②,久客于此,亦生饮嗉。姑苏阊门③水垢甚,居人白润，久客此者亦然。大梁[4]水斥卤[5]，客此数日，即作泄，唯其土人不患疟、疥。又凡一州一县之地，山居水村，常亦有异。

按：淮水左右，五谷俱全，南向专食米，北向兼食麦、秫、豆。又南有潮湿、恶烟、毒瘴；北有寒风、严冻，家用煤炕。致病之端，各宜分辨。

【注释】

①天门：今湖北省天门市。

②嗉：嗉子，鸟类的消化器官，如鸡嗉子。

③阊(chāng)门：苏州古城之西门，通往虎丘方向。

④大梁：今河南省开封市。

⑤斥卤：土地含有过多的盐碱成分。

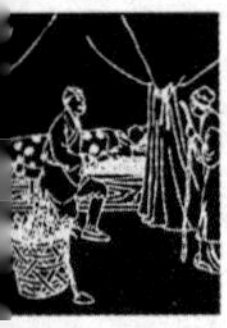

湿痰皆因火郁

湿痰病人脾土，脾主肌肉，故湿则肿黄，痰则疮瘤，皆因郁火蒸于经络，谷气不化津液而化湿、化痰，浸淫肌肉故也。若无郁火，则为津为液而充体，不作湿与痰矣。

吐胶涎者，胃有湿热；吐口水者，胃有积食生热，脾有湿。

诸劳诸虚受伤各别

劳心者，表虚、脾湿；贪淫者，肾虚、肝热；伤力者，肺虚、肝热；嗜酒者，肺虚、胃热、脾湿；宿食者，脾寒、胃虚；吐酸者，胃寒、脾虚。又思虑伤脾，怒恼伤肝，大笑伤心，惊恐伤肺，哭泣伤肾，盖本情过用也。又久立伤骨，久行伤筋，久坐伤肉，不眠伤神，久语伤气，久卧伤血，亦本事过用也。

因好恶以知虚实

各经气血,虚则思同类为助,畏其所不胜,恶其所胜。如胃乃阳土也,阳主臭,土之臭香,胃虚则思香、畏膻、恶腐;脾乃阴土也,阴主味,土之味甘,脾虚则思甘、畏酸、恶辣。余仿此。

遂各经所欲

各经性情,遂其欲则令行,拂其欲则令止。如肝主疏泄之令,凡欲汗之、泻之、尿之,皆宜达木;若肝被郁遏,则本性不达,虽欲发汗、通利二便,而皆不能。但病人必思酸,乃欲其本味也;必思香,乃爱其所胜也。以此物与之,则肝之欲遂而疏泄之令行,斯能汗、能泻、能尿矣。若与辣腥,乃木受金克;若与焴苦①,乃木受火泄;若与腐咸,乃木受水累;若但与以甘,则木力受缓而不健;皆不能行疏泄之令也。余仿此。

【注释】

①焴(yú):煮,烧。

今病问昔病

脏腑生成各异,《灵》《素》俱详。常见一人之性情,今昔改易,则以大病之时,其脏腑剥削于内伤外感,又受药物之攻补消克,十二经中强弱互变,迨病愈后,由其气而发乎情,先后悬殊,理固应然。倘再患内伤他病,医人苟知溯①其既往者而思维之,必能大有所据也。唯是四十岁后,大病一次,愈虚一次。

凡人平素有不受补者,不受消者,不受寒者,不受热者;有宜参、茸、桂、附者,有宜地黄者,有宜去痰者,有宜散郁者,有宜大黄、芒硝者,如此等类,非果本质然也。大约各因夹食、伤酒、夹虫、夹血、夹痞、夹痰、夹湿、伏火、伏暑、结寒、闭风、夹饮、夹郁,杂疾相因,日久而然。或素恶药饵,以致旧疾固结似偏,必详问而酌治之。

【注释】

①溯(sù):指沿河逆流而上。这里指溯源,探究本源。

易受风寒者愈后宜补

风初入在卫气,寒初入在营血。故易受风者,卫气素虚也。须于愈后以四君、黄芪朴实卫气,不补则动即受风。易受寒者,营血素虚也。须于愈后以四物、肉桂、阿胶之类补足营血,不补则动即受寒。气虚者多寒颤,血虚者多咬牙,亦其据也。

【评语】

易受风寒者,素多气血虚也。风寒既祛,素宜补气血以复之。然据易风易寒而断卫虚营虚,似不确然。

难治之证宜多看治验多备妙方

难治之证,如中风、中寒、中暑、中痰、中气、五厥、五绝、疵疠①、小儿惊风、闪胎、难产、恶露不下、飞疔②、走痹③、金疮、汤火、跌打、霍乱、瘀④疼,皆急证也,须有必愈速效之方也。又如咳嗽、诸痰、吼喘、痢疾、肿膨、吐血、遗精、虚痨、疝气、淋瘊、不寝、怔忡、颠狂、耳目、喉鼻、噎膈、痞块、瘫痪、调经、保胎、产后、乳证、儿科、外科，多难速效，然务有能愈之法也。苟不多看各家医案，预制秘传妙方，但于临证之时，录用不自信之汤、丸、膏、丹，而欲愈此迫不及待之急证，百治未愈之痼疾，不可得也。

【注释】

①疵疬：亦作"疵厉"，灾害疫病。

②飞疔：病名。疔，中医指一种毒疮，多生于面部及四肢末梢，形小根深，状如钉子，故名疔疮。

③走瘊：瘊，即疣，又称千日疮，名出《外科启玄》，病多发于背、指背、头皮等处。初起小如粟米，渐大如黄豆，突出皮面，色灰白或污黄，蓬松枯槁，状如花蕊，数目多少不一，少则一个，多则数十个，挤压时有疼痛感，碰破或摩擦时易出血。所谓走瘊，有游走性感染之义。

④痧：又名痧气、痧胀。指皮肤出现红点如粟，以指循皮肤，稍有阻碍的疹点。《临证指南医案》引邵新甫语："痧者，疹之通称，有头粒如粟。"

【评语】

难治之证，每以症结难寻，肯綮莫名，然《灵枢·九针十二原》言："疾虽久，犹可毕也。言不可治者，未得其术也。"故需平素多加研习，广览博采，正如《张畹香医案》所言："学医总须多读书，多看各家书籍，自然腹中渊博，胸有准绳。"

藥

卷
四

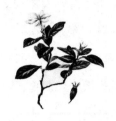

君臣佐使

　　《内经》君臣佐使，以铢两论，不皆以药品论。四诊既详，病情已定，先其所急，后其所缓，救其已伤，固其未伤，或专用成方，或酌应加减，或另制新方，务须活法，期于中病，不得稍存偏见。

　　如四君子，古来补气主方也。若气虚则左寸，右关俱弱，宜重用参为君；若右关弱，左寸未甚弱，虽气虚而心有热也，若参多则助热为害矣，宜重用术为君。又如萹蓄、车前，皆使药也。若热蓄膀胱，则宜以此为君。又如水溢脾土，宜以茯苓为君；风塞肺窍，宜以前胡为君；寒中经络，宜以附子为君；寒中肾阴，宜以肉桂为君；寒凝脾胃，宜以干姜为君；寒结肝血，宜以吴茱萸为君；湿郁脾经，宜以茵陈为君；阳暑自汗，宜以条参为君；阴暑无汗，宜以香薷为君；燥伤津液，宜以乌梅为君；燥生肝热，宜以白芍为君；燥生胃热，宜以石膏为君；心火灼肺，宜以山栀为君；心火助肝，宜以黄连为君；胆热生火，宜以柴胡为君；湿痰上涌，宜以半夏为君。如此之类，皆因一病自有治之之主药、佐药耳！又有只用一品、二品之方，或互相助，或各为力，或取彼此相制、相使，务期有当于病也。运用之妙，在乎一心而已。

　　君臣佐使，于虚人则有两用，标、本是也。若标急本缓，则以君、臣药治标，佐、使药固本；若本急标缓，则以君、臣药治本，佐、使药治标。若治壮人，但皆标药，然古方亦各固本，如甘草、红枣、麦冬之类是也。

　　四物，血分主方也。归多则重在温血；芍多则重在平肝；地多则重在凉血；

芎多则重在升散。又如一食疾也，实则大黄泻之，虚则术、苓补之，新停则饥之，久积则消之，皆可愈也。大凡一经病，诸经皆因之亦病，若深心细裁，果能得其病之主脑，则药之补泻消解，任用皆当。故向来名医，或偏于补肾，乃见为先天果虚也；或偏于补脾，乃见为后天果弱也；或偏于用二陈，乃见为气血瘀滞而不运，痰化自愈也；或偏于用柴胡，乃见为气血郁结而不开，利其机关自愈也。他如偏于消导、偏于攻下、偏于清润、偏于逐寒、偏于清热之类，在迩时①各有心得。愈病之权，其妙皆在药品之加减，铢两之重轻，互为君臣佐使也。

【注释】

①迩时：那时。

【评语】

君臣佐使为《内经》制定之组方原则，然一方之中，君臣佐使并非一成不变，当圆机活法，随证而定，愈病"其妙皆在药品之加减，铢两之重轻，互为君臣佐使也。"

古方用药之妙

古人立方之妙，多是以药制药、以药引药，非曰君臣佐使各效其能、不相理也。盖药皆偏性，恐其偏之有害，而以同用者制之，则有利而无害；恐其偏有不入，而以同用者引之，则无拗①而能入。如地黄能湿脾土，以苓、术制之；吴茱萸能燥肝血，以黄连制之；大黄不入膀胱，以甘草引之；肉桂不入肾水，以泽泻引之。诸方皆然，求之自得。他如牛膝能引热下行，亦能引诸药下行。若脾有湿，反引湿下而肿腿；若肝有热，反引热下而滑精。凡用药求其利，须防其害，苟非有以制之而误用者，愆尤②并至矣。

①拗(niù):固执,不顺从。

②愆尤:罪过。

【评语】

药以治病,理在纠偏。用药宜求其利而防其害,故而"以药制药、以药引药"也。

古方皆有防慎

古发表之剂,皆防亡阳;攻下之剂,皆防亡阴;利水方中,皆固津液;消导方中,皆固脾土;温补则防失精、失血;寒凉则防阳虚、火败;有汗勿再发汗;便利勿再清泻;治上勿妨下;治下勿伤上;清上之虚热,勿令火冷、金寒;清下之虚热,勿令脾陷、肾泄。

药宜中病而止

弱人服补药,病愈而药未止,犹可缓也;壮人服发汗、攻下、消克等药,每次中病即止,不止则反伤之矣。如儿痘未形,宜发散,恐儿气弱,不足送毒出外,则加升麻以宣扬之;若痘见点,则忌升麻,再用则痘壳薄而易破。若痘浆未足,宜人参补之,鹿茸催之;若浆已足,而误用参、茸,则疼胀难靥①。若色紫不起,则少加生地清之;多用则迫其温和,又不起矣。若干紫不起,脾胃热极,宜酌用大黄;若浆足而误用大黄,中气下陷,而浆立回矣。凡发表药视升麻例,收涩、清凉药视生地例,温燥药视补药例,湿润、滑腻药视大黄例。儿痘视此,他病同慎。

痘证清热,须留热三分,以助柔嫩之元阳,使浆得温气以起胀。老弱、久病等人患实热,用清凉之药,亦须留热三分,以养既衰之元阳。医者,理也。试观此等人实热病,能如少壮人病之剧态乎?

【注释】

①靥(yè):酒窝。此处有误,用"掩"似可通。

【评语】

凡病即有邪,祛邪易伤正,而正伤邪难除,故用药宜中病即止,见好就收,时时顾护正气也,即如《素问·六正纪元大论》所言"大积大聚,其可犯也,衰其大半而止"。

王氏医存

夏月用药法

夏月热伤元气,凡感冒无汗之病宜发散者,不可过汗,防亡阳也;尤宜养阴以配阳,故发散方中不可无保津液之药,麦冬、白芍、石斛、乌梅之类是也。若大热证,须用雪水、梨汁、二冬、生地等药,因寒药亦忌燥①也。

【注释】

①寒药亦忌燥:这里所说的"寒药",不是本文所说的甘寒之品,如雪水、梨汁、二冬、生地等,而是指苦寒之品,如黄连、黄芩、大黄等。苦寒之药,可以清热燥湿,可以泻火解毒,但由于它性寒味苦,易于伤及元气,使元气不能发挥正常的肃降、运化、温化作用,就会影响三焦水液的代谢,产生局部津液不足,形成某一脏腑的燥证。这种燥,只宜温补元气,使三焦元气充足,津液敷布,燥气就会消除。

幼壮老弱用药不同

幼壮而病有余,药宜重剂。盖气血方盛,助热作剧,轻剂不足敌也。老与弱病有余,宜用轻剂可思矣。老弱病不足,宜峻补续服,若大剂顿服,则不能载之,疑为不受则误矣。盖气血太弱,只能载三四分之药也。且补剂中之温散药,尤须慎用。盖肌肤不固、腠理不密,用温散则汗,若误用麻黄则亡阳矣。

补宜于平日不宜于病时

书谓邪之所凑,其正必虚。但虚乃往日事,应于往日乘虚补完,乃今新邪方炽,而未知亟去其邪,妄曰补正,则药皆助邪为虐矣。故人参、燕菜[①]、龙眼等物,应用于未受外邪时也。

【注释】

①燕菜:用燕窝制作的肴馔。

【评语】

病有标本,已发宜祛邪以治标,未发宜扶正以固本,即治在病时,养在平时也。

恶药之人患六淫须察所兼伤

恶药之人,若患内伤,苟非难忍之证,必耐受迁延而不求医,偶患六淫,非复可耐,则求医速愈,医人未察所兼内伤,必致大误。

幼壮之伤,多酒色。

老年之伤,多食积、痰、忧郁。

肥人病,多伤痰湿,食滞。

瘦人病,多伤火热、食积。

劳心人,多上燥下寒,故常少食、吐血,阳痿。

婴儿,多食积、冒风。

静者表虚,易感风寒;火力不飏^①,易伤食水。

酒色过度者,多囊湿、卵破、赤白浊、阴疸、痔漏。

【注释】

①飏:同"扬"。飞扬,飘扬。

古法活用之宜

古今论病,临证选药,立方大同小异。其大同者,人身脏腑、躯肢同,外感、内伤为病同,医人读其书,仿以治病,毫不敢背也。其小异者,人之身家异,老幼强弱异,八方水土异,专病兼病异。今临之证,非古临之证也,况今药非古药乎!古无此病,今有此病;古无治法,今有治法。若病与古毫无差别,须遵用古方,立愈;苟病稍有与古异者,须酌用加减,或自立方,不得硬录古方,妄思愈病。且古方无多,医病无穷,观黄坤载《长沙药解》^①方药皆活用自明。尝见山农村媪,杂草野木秘法家传,愈人奇病,不得谓四圣^②百家外,无活人之方药也。坊刻^③佳书,常对证录方而不效,因未辨明同异,而按图索骏也。

【注释】

①《长沙药解》:清代黄元御著。其主要内容记述:《伤寒论》一百一十三方,《金匮要略》一百七十五方,合二书所用之药,共一百六十种。以药名为纲,结合原书中的方药证治,论述各药药性、功用、主治及用法。

②四圣:指黄帝、岐伯、秦越人、张仲景。

③坊刻:坊间所刻。

用药要法

用药视其性之相得、相制、相反、相恶为要，《冯氏锦囊》[1]等书皆详之。大黄与甘草同用，能利小便。麻黄少同熟地多，但开腠理而不滞、不汗。砒石煅[2]去烟尽，治结寒而无毒。木鳖子制尽油，能化骨骱[3]风痰而无毒。甘遂制去黑水，能化痰核、气核。吴茱萸、黄连作丸，专消肝气郁痛。茯苓得白术则补脾，得车前子则利水，得泽泻则渗湿。青皮得芥子，治右胁痛。附子不遇干姜，虽通经络而不热。柳菌消水肿，须同猪尾根肉。七孔猪蹄[4]下乳汁，须同丝瓜。其煨制露晒等类，难以悉数，可检诸书及诸本草而详参之。

用药大法：如冯氏引火归元，用麦冬清之，五味子敛之，牛膝引下之，附子摄使归命门。王洪绪[5]化阴寒疽核，以麻黄开腠理，姜、桂化寒，白芥子化痰。仲景用药大法，黄氏《长沙药解》最详，花溪老人《苍生司命》[6]及《石室秘录》[7]其法多妙，皆可参悟。

【注释】

①《冯氏锦囊》：即《冯氏锦囊秘录》，冯兆张撰于 1694 年。包括《内经纂要》《杂症大小合参》《脉诀纂要》《女科精要》《外科精要》《药按》《痘疹全集》《杂症痘疹药性主治合参》八种。分别辑取《内经》等基础理论及所涉临床各科的精要，对于几种痘疹论述尤详。全书内容丰富，收集民间效方较多。

②煅(xiā)：火气盛，此处指用火煅烧。

③骨骱(jiè)：骨节与骨节衔接的地方。

④七孔猪蹄：猪的前蹄，因猪的前蹄内侧排列着七个小孔而得名。

⑤王洪绪：王维德(1669—1749 年)，别号林屋散人，又号定定子，江苏吴县洞庭西山人。世为疡医，幼承家学，通内、外、妇、儿各科，尤擅长外科疾患之诊治。72 岁时完

成《外科证治全生集》四卷(1740年)，又名《外科全生集》，系总结家传及生平所得之效方而成。书中公开了家传四代之经验，是清代较有价值的一部外科专著。

⑥《苍生司命》：虞抟辑。虞抟(1438—1517年)，字天民，自号华溪恒德老人。该书卷首总论药性、经络总抄、脉学《四言举要》、内景图解等。后八卷以介绍内科杂病为主，兼及五官、口腔、妇产科病证等，有论有方，便于检阅。

⑦《石室秘录》：陈士铎编著。陈士铎，字敬之，号远公，别号朱华子，自号大雅堂主人，浙江绍兴人。平生好学，喜爱著书立说。该书分六卷，依次分为礼、乐、射、御、书、数六集，阐述了内、外、妇、儿、五官等一百种左右疾病的证治，是理法方药俱备的治法专著。

【评语】

用药当重配伍，对前贤经验细研之。所及诸书皆为临证实用专著，其中颇多组方用药心得。

王氏医存

··········· 服药禁忌 ···········

古云：三分医治，七分调养，信然。凡病未愈，忽添内外杂证，或旧疾复发，皆不善调养所致。如外感等病多热痰，故忌食生热、生痰之物。疟疾乃膜原有积，故忌发时以前饮食及平时黏滞之物。泻痢乃肠胃湿水积滞，故忌助湿、添积之物。上有热痰，忌补物；下有寒湿，忌泻物。服温补药，忌食寒性；服寒凉药，忌食热性。此等禁忌，诸书皆详言之。又有与药相反、相恶之类，尤须禁忌。

【评语】

病时在治，平时在养；药以医治，食以调养。食无所忌，久则生偏，有碍病复，不可不慎！

病者须静养

人赖元气以生，元气耗尽则死。脏腑阴阳无偏则无病，偏则有病，医之使无偏也。善养病者，调之、护之，务期安静，医药有当，自能速愈。奈骄傲暴肆之人，病则难愈，因其不静，使气血乱动，以既偏之阴阳，无可归复之时，而又不静，助其偏胜，四窜于相克之经，妄生杂证。助六淫之外邪，则见实证；助七情之内伤，则见虚证。若专成一病，则对证施治，尚属易愈；若前证未愈，后证未成，而病者任发七情，其阴阳时刻妄串，所见脉证无定，医者但据诊时脉证立方，其误非轻，故戒骄躁、节喜怒，使元气归复，为愈病第一要务。

一壮年妇人，患疟疾，每日晡发，凡汤药私弃于床下，时时悲恨，转咎医人，竟四十日死。

一妇人，年四十余，为女择婿未得而病，但诘①医人是何病，而不以病情语医人，不一月而死。

一士人，种情才子，得佳偶，患目疾，医之而不自节，久成瞽盲。

一肥仆，炎夏肚痛，一药甫愈，任眠风处，复大汗，药甫愈，任食伤胃，大吐，医甫愈，夜贪风露，任游闲院，遂中风，身麻木，务求速愈，且阳使此医诊脉，阴服彼医方药，自始病以至此，凡人与事无如意者，动即怒骂，哀哭数日即死。

所见难以悉记。

按：治病之法，最要认清病情，得其真解，药乃无误。喻嘉言《寓意草》首列先议病后用药及与门人议病式二条最详。徐灵胎《医学源流论》尤慎之。

【注释】

① 诘(jié)：追问。

【评语】

《素问·痹论》言："阴气者,静则神藏,躁则消亡。"陶弘景也说:"静者寿,躁者夭,静而不能养,减寿;躁而能养,延年。"为病者当清心寡欲,却虑养神,如此方可使元气渐复,病疴渐祛。

附《千金方》诊候处方用药数条

夫诊候之法,常以平旦,阴气未动,阳气未散,饮食未进,经脉未盛,络脉调均①,气血未乱,精取其脉,知其逆顺,非其时不用也。深察三部九候,而明告之。

古之善为医者,上医医国,中医医人,下医医病。又曰:上医听声,中医察色,下医诊脉。又曰:上医医未病之病,中医医欲病之病,下医医已病之病。若不加心用意,于事混淆,即病者难以救矣。

何谓三部?寸、关、尺也。上部为天,肺也;中部为人,脾也;下部为地,肾也。何谓九候?部各有三,合为九候。上部天,两额动脉,主头角之气也;上部地,两颊动脉,主口齿之气也;上部人,耳前动脉,主耳目之气也。中部天,手太阴肺之气也;中部地,手阳明胸中之气也;中部人,手少阴心之气也。下部天,足厥阴肝之气也;下部地,足少阴肾之气也;下部人,足太阴脾之气也。合为九候。

夫形盛脉细,少气不足以息者死;形瘦脉大,胸中多气者死。形气相得者生,参五不调者病,三部九候皆相失者死。愚医不通三部九候及四时之经,或用汤药倒错,针灸失度,顺方治病,更增他疾,遂致灭亡。哀哉!蒸民枉死者半,可谓世无良医。为其解释经说,地水火风,和合成人。凡人火气不调,举身蒸热;风气不调,全身僵直,诸毛孔闭塞;水气不调,身体浮肿、气满喘粗;土气不调,四肢不举、言无声音。火去则身冷,风止则气绝,水竭则无血,土散则身裂。然愚医不思脉道，反治其病，使脏中五行，共相克切，如火炽燃，重加其油，不可不慎！凡四气合德，四神安和，一气不调，百病一生，四神动作，四百四病同时俱发。又云：一百一病，不治自愈；一百一病，须治而愈；一百一病，虽治难愈；一百一病，真死不治。

张仲景曰：欲疗诸病，当先以汤荡涤五脏六腑，开通诸脉，治道阴阳，破散邪气，润泽枯朽，悦人皮肤，益人气血。水能净万物，故用汤也。若四肢病久，风冷发动，次当用散，散能逐邪。风气湿痹，表里移走，居无常处者，散当平之；次当用丸，丸药者，能逐风冷，破积聚，消诸坚癖，进饮食，调和荣卫。能参合而行之者，可谓上工。故曰：医者，意也。

又曰：不须汗而强汗之者，出其津液，枯竭而死；须汗而不与汗之者，使诸毛孔闭塞，令人闷绝而死。不须下而强下之者，令人开肠洞泄不禁而死；须下而不与下之者，使人心内懊侬，胀满烦乱浮肿而死。又不须灸而强与灸者，令人火邪入腹，干错五脏，重加其烦而死；须灸而不与灸之者，令人冷结重凝，久而弥固，气上冲心，无地消散，病笃而死。

黄帝问曰：淫邪泮衍②奈何？岐伯对曰：正邪从外袭内，而未有定舍，及淫于脏，不得定处，与荣卫俱行，而与魂魄飞扬，使人卧不得安而喜梦也。凡气淫于腑，则有余于外，不足于内；气淫于脏，则有余于内，不足于外。问曰：有余不足有形乎？对曰：阴盛，则梦涉大水而恐惧；阳盛，则梦蹈大火而燔灼；阴阳俱盛，则梦相杀毁伤。上盛，则梦飞扬；下盛，则梦堕坠。甚饱，则梦与《巢源》③云梦行；甚饥，则梦取《巢源》云梦卧。肝气盛，则梦怒；肺气盛，则梦恐惧、哭泣；心气盛，则梦喜笑及恐畏；脾气盛，则梦歌乐、体重、手足不举；肾气盛，则梦腰脊两解而不属。凡此十二盛者，至而泻之，立已。厥气客于心，则梦见丘山烟火；客于肺，则梦飞扬、见金铁之器奇物；客于肝，则梦见山林树木；客于脾，则梦见丘陵、大泽、坏屋、风雨；客于肾，则梦见临渊、没居水中；客于膀胱，则梦见游行；客于胃，则梦见饮食；客于大肠，则梦见田野；客于小肠，则梦见聚邑、街衢；客于胆，则梦见斗讼、自刳；客于阴器，则梦交接、斗内；客于项，则梦见斩首；客于跨，则梦见行走而不能前进及池渠阱窌中居；客于股，则梦见礼节拜跪；客于胞殖④，则梦见溲溺便利。凡此十五不足者，至而补之，立已。善诊候者，亦可深思此意，乃尽善尽美矣。

《史记》曰：病有六不治：骄恣不论于理，一不治也；轻身重财，二不治也；衣食不能适，三不治也；阴阳并，脏气不定，四不治也；形羸不能服药，五不治也；信巫不信医，六不治也。生候尚存，形色未改，病未入腠理，针药及时，能将节调理，委以良医，病无不愈。

《药对》⑤曰：夫众病积聚，皆起于虚，虚生百病，积者五脏之所积，聚者六腑之所聚。如斯等疾，多从旧方，不假增损。虚而劳者，其弊万端，宜应随病增减。古之善为医者，皆自采药，审其体性所主，取其时节早晚；早则药势未成，晚则盛势已歇。今之为医，不自采药，且不委节气早晚，只共采取用以为药，又不知冷热消息、分两多少，徒有疗病之心，永无必愈之效。

虚劳而苦头痛，复热，加枸杞、葳蕤。虚而欲吐，加人参。虚而不安，亦加人参。虚而多梦纷纭，加龙骨。虚而多热，加地黄、牡蛎、地肤子、甘草。虚而冷，加当归、芎䓖、干姜。虚而损，加钟乳棘刺、肉苁蓉、巴戟天。虚而大热，加黄芩、天门冬。虚而多忘，加茯神、远志。虚而惊悸不安，加龙齿、紫石英、沙参、小草⑥。冷则用紫石英、小草；若客热，即用沙参、龙齿。不冷不热，无用之。虚而口干，加麦门冬、知母。虚而吸吸，加胡麻、覆盆子、柏子仁。虚而多气，兼微咳，加五味子、大枣。虚而身强，腰中不利，加磁石、杜仲。虚而多冷，加桂心、吴茱萸、附子、乌头。虚而小便赤，加黄芩。虚而客热，加地骨皮、白术、黄芪。虚而冷，用陇西黄芪。虚而痰复有气，加生姜、半夏、枳实。虚而小肠利，加桑螵蛸、龙骨、鸡肶胵⑦。虚而小肠不利，加茯苓、泽泻。虚而痢白，加厚朴。

凡药有君、臣、佐、使，以相宜摄合和者，宜用一君、二臣、三佐、五使，又可一君、三臣、九佐使也。又有阴阳配合子母兄弟，根茎花实苗皮骨肉，有单行者，有相须者，有相使者，有相畏者，有相恶者，有相反者，有相杀者。凡此七情合和之时，用意审视。当用相须、相使者，良勿用相恶、相反者；若有毒宜制，可用相畏、相杀者，不尔，勿合用也。又有酸、咸、甘、苦、辛五味；又有寒、热、温、凉四气，及有毒、无毒、阴干、曝干、采造时月、生熟土地所出、真伪陈新，并各有法。

【注释】

①均：《素问·脉要精微论》作"匀"。

②泮衍：扩散蔓延。

③《巢源》：指巢元方《诸病源候论》。

④胞殖：即胞之黏膜。

⑤《药对》：即《雷公药对》，北齐徐之才(492—572年)著。

⑥小草：即远志别名，或远志苗。

⑦鸡膍(bì)胵(chī)：即鸡肫皮，鸡内金的别名。

卷
五

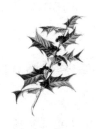

气血周流则不病

气血周流则不病，气滞血凝故病。武人能食体肥者，气不滞、血不凝也。八段锦①等一切外工，皆不使气血凝滞，亦华元化五禽②之遗意也。

【注释】

①八段锦：为形成于公元12世纪的保健功法，言"锦"意为动作舒展优美，如锦缎般优美、柔顺，功法共为八段，故名。后在历代流传中形成许多练法和风格各具特色的流派。

②五禽：即五禽戏，是通过模仿虎、鹿、熊、猿、鸟（鹤）五种动物的动作，以保健强身的一种气功功法。由东汉末年医家华佗在前人的基础上创制，故又称华佗五禽戏。

人力回天

命有定数，然修德保生，皆足回天，否则不永天年矣。常见子平①所推四十、五十之寿，而修德保生者，竟享期颐②；所推寿元永大者，败德轻生，恒都横死。知命者，可以深长思矣！

【注释】

①子平：即徐子平，北宋人，精于星命之学，后世术士宗之。

②期颐：《礼记·曲礼上》曰："百年曰期、颐。"后因称百岁为"期颐"。

民病异同有由

古今民病异同，多由运会^①与人事为转移。如古无水烟、鸦片，今人每以此而致病；古无熟地、洋参百般伪药，今有此而误病；古书不甚详瘟疫，或尔时阴厉之气未若今时之盛。老子云：大兵之后，必有凶年^②。余见凶年后，疫气时行，非一次矣。又古无痘证，今谓伏波^③征交趾^④时所染，亦属臆说。且古药为品甚少，今药为品甚多；又古今名同物异、名异物同；同一物也，所产道地不同，则气味亦异。且古之饮食滋味，与今日饮食丰俭不同，淳浇^⑤亦异。况于饮醇酒、近妇人、戕生害命、晏安酖毒^⑥，今人又百倍于古人也。即方书善本，兵火之后，存者无几。如张仲景《卒病论》^⑦十六卷，没于安史之乱^⑧，可叹也！真药无多，真方难得，病愈变而愈奇，医愈趋而愈下，有志者所为仰屋而叹也！

【注释】

①运会：时际运会。

②大兵之后，必有凶年：语出《道德经》第三十章，原文为"大军之后，必有凶年。"

③伏波：即马援（公元前14年至公元49年），字文渊，扶风茂陵（今陕西兴平东北）人，东汉时期著名的军事家。汉光武帝时，拜为伏波将军，封新息侯，世称"马伏波"。

④交趾：汉代地名，位于现越南北部。东汉建武十六年（公元40年）征侧、征贰姐妹（交趾郡麊泠县人）于岭南造反作乱，自立为"征王"。建武十八年（公元42年），汉光武帝刘秀任命马援为伏波将军平定岭南。

⑤淳浇：指风俗的淳厚与浇薄。

⑥晏安酖毒：同"宴安鸩毒"，谓贪图安逸享乐等于饮毒酒自杀。

⑦《卒病论》：指张仲景《伤寒杂病论》。

⑧安史之乱：是唐代所发生的一场政治叛乱，是由节度使安禄山与史思明发动，同

中央政权争夺统治权的战争,历时七年余,也是唐朝由盛而衰的转折点。因其爆发于唐玄宗天宝年间,也称天宝之乱。

病有根

病有根于命者,如八字火炎、土燥,则多失血之疾;亦有根于先茔①者;有根于父母者;有胎患者。凡此诸证,每治愈而仍发。又有夫妻相传染,及家人、外人相传染者,治愈仍发。

【注释】

①先茔:先人坟茔。

病从口入

古语云:祸从口出,病从口入。故善养德者,慎言语以远害;善养生者,节饮食以却病。况多杀物命,慈氏有戒,何曾日食万钱,惜福者不如是也。省华筵一席之资,养中人数口之命,则养生即所以养德矣。又有一种嗜茶、嗜酒、嗜水果、嗜甘香饼饵之人,好尚之偏,病亦随之。口腹之累,明哲之士所为,早慎于微也!

小儿宜节荤①腻

诸荤物,皆引经药。儿在胞中,脐之呼吸达于母之口鼻,天地元气得由此入;降生后剪脐,乃以窍其口鼻也,始能呼吸。脐之气达于脉络,曰先天;口鼻之气达于脏腑,曰后天。脉络之隧深,故在胞中气入,存多失少而不饥;脏腑之隧浅，故至生后气入，来少去多而作饿。髫龄②以前，精窍未开，七情未泄，气足生形；十六岁后，精窍开，情窦泄，自此以后，气但能养身矣。况日渐消耗，使气无加有损乎！婴儿食乳，长则食谷，非乳与谷能长大形体也，借以滋润充溢，遂其生成之性，壮其长养之力也。所食诸荤①，肉达于肉，筋达于筋，骨达于骨，皮毛脏腑脂体，各从其类，其性之寒热温平，亦各奏其功。又如穿山甲、蝉脱、虎骨、龙骨、鳖甲、龟板、鹿茸、阿胶等类，古方用以引药达于本位。膏粱子弟，贪食荤腻，生痰、生热、作泄、作胀，不可枚举。如多食熊掌，引痰于手足矣；多食羊尾，积热于尻轮矣；多食鹿茸，阳火聚于顶上；多食蹄筋，阴湿淫于脚下；多食龟板，积阴于腹胁；多食鳖甲，侵阳于脊膂。推之诸禽兽肌肉脏腑，皆从其性，各有专到，幼幼者，尚其鉴之！

王氏医存

【注释】

①荤：本义指葱蒜类辛臭的蔬菜，后来指鸡、鸭、鱼、肉、蛋、奶等食物。与"素"相对。

②髫龄：指幼年。

酒色致病

好淫者，多咳血、囊汗、阴疥、梅疮；兼酒者，烂鼻、淋浊、阴虱；甚者生卵漏，血水成盆，尻烂，夏至后常发。

春药之害

春方药危害最烈，近则杀身，远则绝嗣。而无耻药肆，巧立名目，赚财构殃，不有人责，必有鬼诛。前明有点苍山道士，集诸春药，造成一书，名《补天石》，书成为雷殛死。吁，可鉴也！吴中戈存橘著《伤寒补天石》①与此异。

①《伤寒补天石》:明代戈维城(字存橘)著。统论外感诸病,所包甚广,条理亦清晰。

嗜好诸物致病

瘦人嗜肥腻者,四肢多生疮及滑泄、湿痰。

好酒者多上热、下湿,痰颤、脚烂、腿瘤、血痔。若腹疼而频,欲饮者,有虫。

好甘果零食,而腹疼面有白点者,虫疾。

夜坐劳心,烟酒杂食,多致喘咳、眩晕、怔忡、恶食、晨呕、发落等证。

食秦椒多者,肠胃燥,大便常结。治宜清燥润肠胃。

妇人嗜食胡椒者,经血妄行。

老人嗜酒,多便结。治宜清燥,勿攻下。

卷
五

卷六

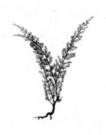

感冒脉证治法

伤寒门古法俱在,兹不赘

初感于寒,周身作热、作冷,头痛,二太阳①痛,目涩,面赤或黄不明,烦热,耳尖、鼻尖俱冷,脊强,四肢酸痛。一二日间,邪尚在腠理,未深入也。其舌无苔,不烦、不渴、无汗、畏寒,是其据也。若但在上、中焦,则左寸、关浮数,而左尺不浮也,故虽有前证,而尿如常。若左尺亦浮数,则溺黄短赤热,三焦俱病矣。伤寒太阳初证同此,均宜解表散寒。轻者鼻出清涕而愈,重者无涕,宜清肺热,则有涕出也。若胸烦,或渴,则右寸、关亦浮数。若舌见白苔,乃瘟疫矣。

初感于风,不时自汗,汗干则作热,洒洒畏风,头眩,太阳亦微痛,面光明,身软,口淡,右寸浮不数,喉干,不烦、不渴,舌无苔。若右关亦浮,则有痰胸闷;右尺亦浮,则无大便;若左尺亦浮,则尿黄。但在一二日间,病仍在皮毛也。宜清润解散,勿汗之,此与太阳伤风同。若胸烦,或渴,或呕,则左寸、关亦浮。而口苦舌见白苔,亦瘟疫。

左三脉俱浮数,小肠、胆、膀胱、三焦俱热也。宜山栀、柴胡、车前子并用。栀清中,车清下。

右三脉浮大,胸、胃、大肠、三焦俱热也。宜麦冬、枳壳、厚朴、苏子、桔梗、黄芩、山楂、神曲、生地、石膏并用。枳壳横达,苏、桔竖达,芩、石清中,地清下,冬清上,楂、曲消积。

初病有表证,胸中痰未化,而大便结者,宜润之,忌大黄。或右寸洪实,而胸滞闷者,宜枳壳、厚朴、莱菔子横解之,苏子、桔梗、半夏、槟榔竖解之。痰加贝母,积加山楂、神曲,热加黄芩、麦冬。气加香附。便燥加炒麦芽。

【注释】

①太阳:即太阳穴,位于头部侧面,眉梢和外眼角中间向后一横指凹陷处,是经外奇穴。

【评语】

感冒之疾,初多伤于风寒,邪在肌表。寒多风少者,因寒性凝滞、收引而无汗,为表实证,此如太阳伤寒,麻黄汤证是也;风多寒少者,因风性升散而有汗,为表虚证,此如太阳中风,桂枝汤证是也。至于凭脉辨证用药,难以把握,不如四诊合参为宜。

瘟疫①大略

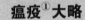

病初起,若心闷胸烦,口干作渴,舌生白滑苔,渴甚者,舌苔白厚无津,目鼻皆干,身热作痛,面赤垢滞,六脉浮数而弦,乃瘟疫,非伤寒感冒也。初起皆中于膜原,串入腠理,乃亦半表半里,故脉弦也。无汗者因寒,有汗者因风。其证忽冷、忽热,发自太阳三焦;日晡作寒热,发自少阳;大热作渴,发自阳明;舌红,目赤,发自心、小肠;面青易怒,发自肝、胆;溺如淋浊,声音呻吟,发自肾、膀胱;鼻干、咳嗽,大便不利,发自肺、大肠。初宜达原解表,后宜和卫清里。再考戴麟郊《广温疫论》②五兼十夹,以窥其全。《温热暑疫全书》③亦佳。

【注释】

①瘟疫:出自《素问·本病论》,亦称温疫。是感受疫疠之气引发的急性传染病的总称。明代吴又可著《瘟疫论》,是我国第一部有关瘟疫病学的专著。他提出瘟疫是由疫戾之气潜伏于膜原而引发的传染性疾病,并新拟达原饮为治疗瘟疫之首选方。

②《广温疫论》:清代戴天章约于1722年撰著。该书取《瘟疫论》予以增订删改,着

重辨明温疫与伤寒之异，尤其重视早期证候的鉴别。介绍汗、下、清、和、补等治法，并附载温热病方84首。1878年陆懋修予以册补，题名《广温热论》。清末何廉臣复予补订，书名《重订广温热论》。

③《温热暑疫全书》：清代周扬俊撰于1679年。本书将温病、热病、暑病、疫病依次分卷论述，选辑《伤寒论》《温疫论》等有关原文加以注释发挥，宗洁古、东垣之法，以得之动静分阴阳，详析各种证候并确立其治法。

伤寒瘟疫脉不同

冬月正伤寒①，伤风，自初感以迄六经传遍，层次井然不紊。故初则寸浮，次关，次尺，依经诊病，可计日而得。虽合病、并病，亦依次递来也。若瘟疫初袭，即两寸、关并浮而弦。热降于水道，则左尺亦浮；热降于谷道，则右尺亦浮。内热不大，则沉取尚平，治亦早愈；若内有伏热，则沉盛于浮，表证方愈，而里热各依经而发。其证传变无定，诊脉审证，全仗心细；其中夹病、夹证，均须详审。

【注释】

①正伤寒：指霜降后春分前感寒而发的外感病。我国北方年平均气温较低，特别是秋冬季天气寒冷，人们易于感寒而病，此时此地感寒而发者，可谓"正伤寒"。

瘟疫最贵津液

人身水能配火则无病，病则水弱火强矣。瘟疫外感亦然。舌苔白薄，津多，口不苦，两关脉未盛，是其水盛，尚能与火敌也。只须解表养津，宜用紫苏、薄荷、北沙参、麦冬、甘蔗汁、元参之类；忌用苓、术、泽、半等药，恐渗其真津液，则大渴而危也。又大黄乃下逐浊物之药，若胸以上热未曾尽解，而早用大黄，则热留于上，生痰结胸，正气又因泻而虚，则阴亡津竭而危。若两关重诊洪而有力,则舌苦必由本至尖,渐黄渐厚,津少,口干而黏渐渴,宜亟清肝、胆、脾、胃,生津解热,用生地、二冬、黄芩、柴胡、厚朴、枳壳、石斛、雪水、乌梅、石膏、知母等品。若头尚痛,加薄荷;小便黄,加车前子、木通之类;大便闭,乃用大黄。若舌苔黄厚,大渴,则两关俱盛,六部皆浮,唇干,小便短赤,大便闭结,亟用白虎加生大黄、芒硝、贝母、石斛、二冬、生地之类下之。若舌本干,黑苔,加大青、板蓝根、苎麻根、人中黄、黄连;苔黑生刺,加犀角汁、羚角汁;痰盛,加竹沥、胆星,忌牛黄。若虚人瘟疫,始终酌加北沙参、白芍、当归、鲜首乌、甘草、饴糖;便结用三仁、芝麻、苁蓉、蜂蜜之类,不可纯用攻伐。

瘟疫亦外感内伤兼证须重养阴

温病、疫病,乃外感、内伤兼证也。早时感受六淫,有所抑遏,未即发越,久蓄潜酿,而为伏热,又不能随气血而运化,一旦秽污之气夹入风寒,吸入口鼻,侵入膜原;寒伤其营,则伏于血者发矣;风伤其卫,则伏于气者发矣。勿论本体强弱,其自内哄①于外者,皆葆养日久之实热,当其平昔未发,犹炉中种火,偶经引而勃发,则燎火之烈焰矣。往者未必不受外感,其伏热不发者,彼时真阴尚能生水,润溉诸经,热被遏抑也,今乃感引而发,则真阴不足生水,热无所制,故治温、治疫,始终以养阴生水为第一义,而伤阴涸液之品,宜严禁,如茯苓、陈皮、半夏、苍术、人参、黄耆、升麻、肉桂、干姜、麻黄,及一切温补燥散之药,皆能耗尽既涸之津液。若妄用之,始则大烦渴,继则大热,不数日危矣。盖此等药,唯宜用于湿旺水盛火弱之病,今者但余几微之真阴,养之犹恐不及,而误用温补燥散,药一入口,各奏其渗湿涸水之功,搜补津液而耗之。故其大渴,非复胃热也,乃津液干也;其大热,非复外感也,乃肌肉焚也。

养阴之法,不过清润、寒凉,宜因人之强弱,酌其铢两之多寡,慎其药性之峻缓平烈,务使合宜而已。

诸书温热、暑疫治法多妙,唯用药夹杂,未能全固真阴,不伤津液。虽暑病固肺,亦宜清补为妙。故观书贵善用其法,尤贵善选其药也。

伤热、伤暑,皆金弱也,伤湿、伤水、伤食,皆土弱也。

【注释】

①哄:当为"烘",形近之误。

【评语】

"温病、疫病,乃外感、内伤兼证也",此言伏气温病之作,如"春温""伏暑""温疟"等。感邪未即发越,久蕴而为伏热,复感时邪,相合而病。津液耗损自始至终,故言"治温、治疫,始终以养阴生水为第一义。"

瘟疫须汗至脚

瘟疫初起,六脉全浮数弦,按证医至数日,若未汗,则未愈也。虽二便稍清,其脉不过减小,务至将汗时,脉全浮数,病者烦躁不安,不时得汗而愈。若其病剧,常有忽而一手无脉,或双手无脉,其人烦躁,亦不时汗愈。若只上半身汗,则只半愈,仍须按脉对证,用清解、化痰、开络之药,或加川独活,务使汗至脚乃全愈也。愈后以清为补,若用温补,或饮食不节,则余热得助,而病复发矣。故瘟疫时疾,始终忌温补。

感冒兼旧病

时疾而先有杂疾,则旧病之脉不见,唯见新感受之脉,但旧有虚弱病,则脉虽浮数,亦不比壮人之脉盛也。须问明新旧之病,治新病勿妨其旧病。

初病脉结

有初病而六脉皆结者，在外感主周身麻痛，乃气血瘀滞也。亟宜宣通气血，用紫苏、薄荷、川芎、桂枝之类。无汗略仿感寒，有汗须仿冒风治法。在杂病乃湿寒、食积滞其气也，当渗湿、温寒、消积、调气、开郁。

风寒证治

风塞肺窍头痛，则肺热，故鼻干塞、不闻香臭，以前胡、桔梗开之，得涕则愈。冬月加紫苏、生姜。感寒则鼻流清涕，以紫苏、生姜散之。若鼻干兼肺热也，加麦冬、桔梗。

王氏医存

闭汗治法

身有汗时外出，勿论偶受风寒湿及凉汗湿衣，回房偶坐，其汗立止。急者立刻周身发热、头痛、目胀、鼻塞、呕吐等证，缓者但觉皮肤凛栗、胸烦。若于汗初止时，速饮热汤等类，或姜汤送服藿香正气丸，立可使汗复出而愈，盖邪尚在毛孔也。若延一日，须用药按证治之。又虚弱人，值天气不热，而身汗外出，遇冷风寒气迫之，立见呕吐、腹疼、身热等证，甚者六脉俱闭，手足皆凉，成危险暴证；更有一身皆冷而汗不止，乃卫气虚、营血滞也。治之须固正气，开肺窍、化痰、解表、和血乃愈，皆不可汗，亦不可迟，迟则入里。若初病三两时辰，忽而自汗，其脉虽见而仍结，结者肢节疼麻也。其证谵语、身摇，乃风多寒少也，然仍在腠理，但用固气、化痰、利肺之药可愈。俗不知此，皆称翻痧。凡时证有汗

68

者,定无瘢疹。

宴饮感冒治法

餍^①酒食而感冒者,须解表、消食。兼泻者,加渗湿利水、固中之药。

【注释】

①餍(yàn):饱,吃饱。

身热不退辨

瘟疫表证未得汗解,里证未得下解,或半表半里证未得和解,或肺、胃热盛未得疹出,或心、脾热盛未得瘢出,或三焦、小肠热盛未得尿利,或热痰结胸来得化吐,或湿热沁肉未用山栀、茵陈,或新停食于胸胃未得楂、曲、枳壳、厚朴,及一切凝滞未利之证,皆能常作身热不退,务加察也。身大热者,有未出之汗也。诸证未解,故汗仍不出;诸证一解,汗自出而热自退。非同伤寒病宜发散也。

【评语】

瘟疫之治,在表宜汗,在里宜下,在半表半里宜和。身热不退者,邪气未尽也,宜"透""泄"除之。

传染诸病皆瘟疫

传染之疟疾、泻痢、患目、痧疹、疥癫、霍乱、瘴胀,皆瘟疫类也。治之须兼瘟疫之药。

瘟疫不可泥脉

瘟疫一证,皆兼数证。其初病时,六脉有俱浮者,有俱沉者,有俱弦者,有俱数者,有俱结者,有一手伏者,有两手伏者,故初病时须详问其证,不可但据脉也。然皆胸膈烦闷,或痛胀,或热渴,或板滞,或呕吐,无非膜原有邪耳!暴厉者,皆无脉而不能言,或一两日死、半日死,甚且一两时死。务预制开窍、化痰、利机关、宜通卫气之方,外吹其鼻,内灌入腹,庶可急救。

临证方药活法之例

病有专兼,证有轻重,效有大小,势有增减,用方均勿胶执。如伤寒时疾,左关浮数,乃胆经有热之病也。其证日晡寒热、口苦、耳聋,或呕而不渴,或口苦、舌苔白滑而薄,宜用小柴胡之专证也。左寸、左尺不浮不数,是心不烦热,小水①尚清也;右三部不浮数,是胸无痰喘,胃无燥渴,大便无闭结也。若左寸亦浮数,则兼小肠热通上焦而心烦,宜加炒山栀、陈米、灯草之类凉解之;左尺亦浮数,则兼热由小肠达膀胱下焦,宜加木通、车前之类清利之。若右寸亦浮数,是胸有热痰,宜去半夏,恐燥肺之真液,加川贝母、麦冬、枳壳。若右关亦浮数,是兼胃生燥热,舌苔微黄,口微渴,将成阳明胃证矣。然胆证尚在,宜兼治胆、胃,宜用柴胡、乌梅、麦冬、生地、知母、花粉。若大渴,加石膏、石斛。若无汗,加甘、葛。若皮红、目赤、不眠,或肉疼、无汗,乃欲癍也,此心胃之热,非胆经矣,加黄连、板蓝根、大青、羚角、苎麻根、青黛。若右尺浮数,是兼热结大肠,必大便闭,舌苔黄厚无津,大热,大渴,无汗,谵语,痰盛,加生大黄、人中黄、竹沥、川朴、枳实、芒硝。若左寸重取有力,是心热内盛,宜水连。若左关重取有力,是肝热,宜胆草、白芍。左尺重取有力,是肾热,宜知母。右寸有力,宜滑石、葶苈子。右关有力,宜大黄。右尺有力,宜生地。若舌苔前半黄、后半黑,或起刺,宜犀角汁、水连②、大黄。痰盛,宜陈胆星、竹沥、贝母。

左寸盛,忌人参、党参,以心火既盛,用参则助火,而上热更甚。误用于杂疾,祸尚缓;误用于瘟疫,则热结上焦而危。右寸盛,忌黄芪,以芪能实腠理,总通胸膈。胸热既盛,用芪则助热痰填实胸中,食不能下而危。反是以观,左寸弱则宜用参,右寸弱则宜用芪可知。推之左寸旺,忌补心与诸火;左关旺,忌补肝、胆;左尺旺,忌补肾、膀胱。若皆弱,则皆宜补不宜泻也。右寸旺,忌补肺、大肠;右关旺,忌补脾、胃,右尺旺,忌补命门相火。皆弱,则皆宜补也。但六部轻诊,旺乃实在腑,弱则腑虚,重诊,旺乃实在脏,弱则脏虚也。腑脏何虚、何实,皆依其部位取之。

假如右关轻诊有力,乃胃实也,当消食;有力而数,乃胃实热,当清胃、泻胃。若无力,乃胃虚,当补;无力而迟,乃虚寒,当温补。右关重诊有力而数,乃脾实热;有力而不数,乃痞块等病日久之积聚也。若无力,乃脾虚;无力而迟,乃虚寒也。各应用药可思矣。六部脉治,皆可类推。

【注释】

①小水:即指小便。

②水连:疑指水黄连,马尔康水黄连的别称。功能为清热、燥湿、解毒。

【评语】

临床方药活法,皆经验之谈,然凭脉辨证用药,既不全面,也难把握。

脉证不符

外感脉证相符，若兼内伤，或夹食、水、血、怒、遗精等杂疾，则脉证不符；内伤脉证相符，偶夹外感，则脉证不符。

重诊脉盛之别

瘟疫，外感重诊盛，内有伏热也；汗后重诊仍盛，仍有未出之汗也；汗后关、尺重诊盛，上身爽而腿不爽，乃得上半身汗也。杂疾脉重诊盛，内有积热；若虚人脉重诊盛，而用温升于补剂中，恐必大汗，须加白芍等药以镇之。

王氏医存

临证先问病因再合四诊而参之

因，乃病之由来也。问明病因，然后切脉，问证，望其形体之强弱、容色之枯润，闻其声音之巨细、呼吸之缓急，则是据其病因，参合望、闻、问、切四法，虽一脉有优侗①，或反形，或闭伏，而病情已得于五法中矣，指下之疑自释也。

如腿痛病，左关、尺浮拱五至，知其痛在肝、胆、膀胱之络；右关虽有力而不浮，并无口渴、口苦，胃热等证，向得素嗜肥豚，是因湿热生痰，下注于腿而痛也。土旺而木不能伤，故胃不浮，而浮洪五至，俱见于左关、尺。脾属四肢，为湿土，故湿热从类而注于腿，其湿随热入络，未入肠，故不泄；苟右关虽大而无神，则又脾湿困倦也。

【注释】

①优佴:同"笼统"。

壮人初病药误有不坏

壮人初患外感,或被医人误补,方中苟有一二发散之药,亦可愈而不致于坏。盖邪在皮毛,原未伤及肌肉,彼正气强而又补之,既有发散之品,则邪去矣。戊午夏大疫,一僮①年十五岁,忽头痛、身热,主人妄用十全大补,立得汗愈。乃逞奇,依方医众之疫,经其补者,皆大热、狂渴、上血诸恶证而死。

【注释】

①僮(tóng):同"童"。

以五行诊病

五行所属,皆可依望、闻、问、切而求其病。如脾之窍口,若唇干红,脾热也;紫则热甚,津液润不及也;青则木旺生火,土受木克,热极也;淡红不干,则火虚不足生土也;白则虚寒矣,金冷火败也。又如土主五味,自入为甘,入肺为辛,入肝为酸,入心为苦,入肾为咸。然实热查腑,虚寒查脏。若病口甘,乃本味见也。在实热是胃热也;在虚寒是脾败也。若口辛,乃金味也。在实热是胃之液燥,不能滋养肺金也;在虚寒是脾弱不能生育肺金也。若口苦,在实热是火盛而炎于胃也;在虚寒是脾弱不能消食,而腐热附于虚火上越也。若口酸,在实热是木旺克胃有滞也;在虚寒是木郁克脾伤湿也。若口咸,在实热是伤食而水热侮土也;在虚寒是脾湿不能制水,而水寒溢之也。余可例推。

又如实则恶其本属,虚则喜其本属。恶香甜,胃热也;喜香甜,脾虚也。恶腥辣,大肠热也;喜腥辣,肺寒也。恶焦苦,火盛也;喜焦苦,火不归原也。恶膻酸,木郁也;喜膻酸,木摇生风也。恶腐咸,水热也;喜腐咸,水涸也。

五情之过,医之以所胜。如哭者,以可喜治之;喜者,以可惊治之;惊者,以可怒治之;怒者,以可思治之;思者,以可悲治之。

【评语】

五行配属脏腑,以五行之相互关系可释诸多脏腑病变之征象,此为中医学诊病之基本方法,但不能机械对应,胶柱鼓瑟,当全面分析、综合判断之。

久病治因

凡杂病久治不效者,宜问明受病之因,设法重治其因自愈,勿治见有之证也。

临证须合四诊乃能分晓

脉仅二三十象,病乃无穷,故一脉不仅属一病一证,而一病一证亦不仅见于一脉。如右寸浮而芤,主上失血也。然口吐、鼻衄、耳血、目血、文士劳心、武士伤力、女工伤肺、毛孔出血、虚劳相火、胃热上逆、跌打损伤、酒伤、怒伤、热药毒发,或口、舌、喉、项、头、面疮破,肺痈及妇人经倒行等证,右寸亦皆浮芤。且有吐血之证,或诊时热暂下行而脉静,或因服寒凉而脉静,皆虽浮而不芤。又有血大吐时,热盛上逆,右寸但浮洪而不芤。或温热病甚,虽吐血,而但浮洪滑数而不芤。总之,凡诊诸脉,均合四诊以施治,乃不优侗。有谓不须望、闻、问,但一诊脉,即能悉其病者,欺人语耳!

【评语】

四诊合参,诊法之要。"但一诊脉,即能悉其病者,欺人语耳",此言中肯!

临诊先据见证

九窍者,脏腑之门户也,故临证先据九窍所见之证,与脉核对。自胸至头有证,必见象于寸;脐上、两手、两胁有证,必见象于关;少腹、两腿、大小便有证,必见象于尺。

望闻问大略

问者,先问其新病、旧病;再问幼年及早年与月前曾患何病、何疮?何方治愈?再问素嗜素恶?何饮何食?素喜素畏?风、寒、热、湿及伤淫、伤酒、有怒、有郁,留心详审,然后望色、望形、望动、望静,又复闻声、闻音、闻呼、闻吸,合符于所诊脉象,据此立方。

新旧病治法不同

有治见证者:如诸病之初,根本全无所伤,宜专医见前之证,证愈即别无他患。有治旧证者:如久病人偶有表证,不可过为发散,仍须治前证。

有母病治子者:如肺与大肠属金,为脾胃土之子;脾胃有热,乃用清肺、大肠药,即实则泻其子也。余仿此。

有治所胜者:如脾虚则畏湿,水反能侮土,宜渗利膀胱。

有治不胜者:如肝胆木克脾胃土,土弱须平肝、清胆。

有兼补子母者:子虚补子,兼补母以生之。

有兼清相克者,兼攻相生者:皆实热病也。

有上病治下者:如引火归元,及敷脚心引热下行,及清水中湿热以愈耳目之类。

有下病治上者:如中气下陷,则升阳以举之。

有以润为下、以消为攻者:虚人便坚、停积也。

有速愈免祸者:如疮初生,亟嚼盐涂之即消;初闪胎,亟吸洋烟一二口,然后服药;及诸病初起,巫医愈之,免致危也。

有气虚兼补血、血虚兼补气者:因证虚极,专补则不效,兼之乃效。盖气从血生、血从气生也。

有多药治者:凡病之初,宜治其见病,而防其未病也。

有少药治者:凡少年小病初起,可数味而愈。

有专药重剂者:大虚弱证,宜重用一二味主药,不宜多品牵扯其力也。

有治根不治枝叶者:如气血既虚,则内生多证,外生粉核气刺多般,但补气血,余证自愈。

有以消为补、以泻为补者:幼壮之人,脾胃不虚,以多食而停滞也。

有以清为补者:肝、胆也。肺、大肠热亦然。

《石室秘录》治法太繁且凿,然其术多可取。特妄托可哂^①耳!

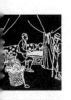

【注释】

①可哂(shěn):可笑。

六淫类略

四时中冷气、凉夜、冷室、冷衣、冷食之类,皆寒也;林风、山风、巷风、帘风、门风、隙风、扇风之类,皆风也;泥屋、潮地、粉墙、水院、汗衣、漆几、汗被、阴雨之类,皆湿也;不雨、缺水、吸洋烟、烟草、伤酒,或暖衣生热,焦咸作渴,津液不足以上润口、下润肠之类,皆燥也;日晒、炉烤、火锅、煎炒,铜、铁、锡、银之炉,油、汤、菜、饭之灶等类,皆火也;盛夏无风,或风日下行立而顿入凉室,或被新晒之衣,或饮晒热之水等类,皆暑也。又夏晒之衣,秋冬开箱,若虚人闻其气,定生暑病;若未当风吹尽温气,而被服之,亦生暑病。不察者必误治!

六淫所在为病大略

风在皮毛作疮,在肌肉作麻,在筋作搐,在骨作响。
寒在皮毛作栗,在肌肉作木,在筋作痰,在骨作痛。
暑在皮毛作炙,在肌肉作热,在筋作缓,在骨作软。
湿在皮毛作黄,在肌肉作肿,在筋作痿,在骨作重。
燥在皮毛作干,在肌肉作瘦,在筋作露,在骨作柴。
火在皮毛作燎,在肌肉作疼,在筋作痛,在骨作蒸。

【评语】

六淫致病,易犯肢体。邪性不同,所应有异。大略如此,不得拘泥!

治病①活法说

一药不仅治一病,一病不仅需一药;一方不仅宜一病,一病不仅应一方;一脉不仅见一证,一证不仅见一脉;一脉不仅属一病,一病不仅执一脉。语所云:活法法中生活法,奇方方外有奇方。

【注释】

①治病:原本无,此据目录补。

杂证宜察

有怯虫食者,有畏人事者,有鼠食者每食畏人见,有无故生畏者,有七情专发者,有七情兼发者,有呻吟者,有太息者,有呵欠者,有喷嚏者,有呃逆者,有咬牙者,有寒战者,有谩骂者,有歌唱者,有哭者,有笑者,有晨起必怒者。此等或系内伤,或外感,皆为病之证据,不宜忽而不察。

酒后察病

嗜酒之后,动者热盛,静者湿盛,四肢颤者痰盛,面青者气败,面白者血败。

见证知病

凡人饮食,嗜肥者,胃燥;嗜瘦者,脾湿;嗜茶水、冷果者,胃热;酢心、吐酸者,胃寒;食后倦卧者,胸有停积;呕者,积滞;阵疼而面有白点者,蛕虫;右胁痛者,气与痰;左胁痛者,气与血。

茹素开荤病死解

肉食乃助津液以养阴者也。人自童时,茹荤皆戒多食,后乃渐长大,而渐多食,非顿使多食荤也。常见连年茹素之人,顿改茹荤,皆大病恶疮死。此非报应也,乃久食蔬谷,一身内外淡泊无脂,猛受肥腻,则经络隧隙尽行淤塞,火盛则化痰于表里,湿盛则作肿于肌肉,有气皆滞,有血皆凝,得弗危乎?

未出痘病内有伏热

人有童年出痘者,有嫁娶后出痘者,有三四五十岁出痘者,有终身不出痘者,当分气血有强弱寒热,毒气有室塞隐伏,不宜以轻重论早迟也。凡未出痘者,病必内有伏热证,以其毒未解也。

阳陷阴挠治法

病有连日脉沉气静,药虽是而不应。若病者喜声响,乃阳陷于阴也,须以鼓锣等物作响振之,使阳气升达,则药应矣。病有连日脉浮气燥,药虽是而不应。若病者恶声响,乃阴挠于阳也,须一切无声以安之,使阴气凝静,则药应矣。

伤寒瘟疫疟疾杂疾关脉弦之别

伤寒邪传少阳,关脉始弦,宜治少阳。瘟疫、疟疾皆邪客膜原,串腠理,故始终关脉弦,务各据证施治,不可泥作少阳也。杂病关脉弦者,疼也,须问明痛证,酌治。

卷
七

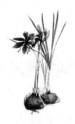

舌白唇白宜补

舌白、唇白者,中气虚寒甚也。其六脉必迟弱,二便必清利;甚者,大便滑,小便数,力怯,少食,腹常隐痛。宜桂、附、椒、姜等剂,加四君子、红枣。二便滑数者,加山药、伏龙肝[①]、龙骨、桑螵蛸、阿胶、鹿茸等药。腹痛或呕,加炒白芍、煨木香、丁香等味。或怯寒,或嗜热,加紫豆蔻、炮姜等味。如有表证,宜桂、附、苓、术等味。腰痛加枸杞子、杜仲。不眠加远志、枣仁、五味子。自汗宜参、芪,忌桂枝。总之,凡属虚寒,忌汗、忌下、忌消克等剂,唯宜早用温补,扶助元阳为妙。

【注释】

①伏龙肝:即灶心土,为烧木柴或杂草的土灶内底部中心的焦黄土块。辛、温,归脾、胃经,具有温中止呕、止泻、止血之功。

虚泄治法

晨起便溏,或五更泻泄,经所谓肠滑也,证属脾虚,然有兼寒者,有兼湿者。法禁荤、酒、生冷等物。治用红枣二两(去核),炒糯米二两,炮姜五钱,红糖六钱,水煮极烂,每餐一服,十日可愈。此最简易。如服古方,宜四君子、补中益气等剂。

痨病酒痰宜童便

痨病脉洪数而沉,骤用桂、附则生热,妄用苦寒则速死。唯童便能引热下行,佐以甘平淡渗诸药,收效较稳。嗜酒之人,痰盛大病,宜多服童便。

治伤酒食腿痛

积滞、酗酒之湿热,致人腿痛如瘫,宜晨服大黄下之,预备十全或八珍等剂,值其下一二次时服之。

寒凝血分汗下法

寒凝血分,在表则不得汗,在里则不得下。其脉必沉细有力而不数,须重用当归二三两,以温和其血寒,邪解则能汗、能下矣。

肺痿

左脉弱,右脉强,大便不结,小便数而口渴者,肺痿也。四肢不时作寒,此即消渴之始。

【评语】

　　《金匮要略》所言"肺痿"为"寸口脉数,其人咳,口中反有浊唾涎沫",由肺中虚冷所致。依此言之,所述诊断依据不足也。

腰痛不同

腰痛不仅虚寒,或湿延肝肾,或热郁肝肾,或积滞生热痛引于肝肾,或瘀血留滞,皆致腰痛。

气血虚弱者汗下消法与众不同

气弱、气闭二便结者,润之、消之不效,须加人参升补其气,乃能送运而下;血滞、血虚不能汗者,发之、宣之不效,须用归、芎、桂、附、姜温补其血,乃能和畅而解。气血两虚,不能消积,须用八珍、十全。

口苦口甘

口苦属胆热,亦有系胃热、三焦热者。

口甘,在久病,乃脾虚极坏证也;在新病,乃胃热,肝郁证也。

酒虫

酒病生虫、生鳖,用药引出最妙。古法:将病者缚坐不动,以酒坛置口前,俾得闻酒香,不得取饮,俟虫出后,即行戒酒。顷①有一直隶人,自云嗜酒而病,在粤中感冒数日,不能饮食,医将起矣,见桌上空酒瓶,虽闻其香,无所得饮,愈香愈爱,忽觉口间蠢然纷动,探之,虫蠕蠕如线,长寸许,殆②百余条。自知即酒虫也,因戒酒而愈。

按:嗜酒人,上有燥生之痰,下有湿淤之热,故清燥而痰自化,除湿而热自平。若但治痰与热,皆不效。

【注释】

①顷:不久以前。

②殆:几乎;差不多。

治虫

杀虫药,须兼辛香食物,乃能引虫入药。古方俱在,可案证施治也。但人既病虫,脏腑必虚,药后当略用清补诸味,以固脾胃。虫未尽除,峻补不得也。

手足冷皆有闭塞

实热杂病,手足冷者,多由痰涎阻滞于经隧间,以致温气不达于四末也。老人、虚人久病,而手足冷,乃阳气不足以达四末,兼有湿痰在脾胃耳!

阳易举者精亏相火妄动

阳易举者,责在精亏,故相火妄动。经所谓亢,亢则害矣。老氏①云:赤子②骨弱筋柔而握固,未知牝牡之合而峻③作,精之至也。《经》云:壮火食气。壮火者,精亏水涸,孤阳无根,飞腾四越,诸虚热证变见顷刻。试观痨瘵人临危时,阳尚举也。凡咽痛、音哑、耳鸣、骨蒸、失血、自汗等证,皆由精亏。治之若温补则助阳,寒凉则伤阴,于九死之中求一生之法,是在医者之用心,与病者之

王氏医存

自摄耳！

【注释】

①老氏：即老子。所引见《道德经》第五十五章。

②赤子：指初生的婴儿。

③朘(zuī)：同"朘"，男子生殖器。

燥火湿寒虚实不同

燥与火异，湿与寒异。燥证属虚者，十有八九；属实者，少火证虚实相半。湿证皆脾虚。病证之为虚、为实，宜参详其所因、所兼。如风、寒、暑、热之外感，七情、杂病、酒色之内伤，斟酌施治，不可执方。至于虚寒等证，除外感风邪，初从实论，余皆从虚治。燥乃金亏不能生水，脏腑津液枯竭也；湿乃火衰不能摄水，土败水溢、痰涎郁滞也。其因各殊，虚实亦异，与病消息，在司命者！

病此治彼解

虚则补其母，由母亦弱，如水亏诸病，因金不能生水之类是也。实则泻其子，由子亦强，如木盛则清心、小肠火，火盛则清脾，胃土之类是也。

补气无功，则加补血药；补血无功，则加补气药。盖气生于血、血生于气，血气互为其根。如宜用四君之证，不效则加归、芍；宜用四物之证，不效则加参、术。究是补此无功，实因此虚而彼亦虚，盖气虚极者血亦不足，血虚极者气亦不足也。

书谓病在上者宜治下，因下必有证，为上病之根，如耳鸣、内障、虚火、咽证等病，由水亏火浮之类是也。病在下者宜治其上，因上必有证，为下病之由，如白浊由湿郁心火，便燥由肺液不生，及孕妇腿肿，二便难由气弱胎压之类是也。不则，不治有病，而治无病，病不愈，而又伤之矣。

上身热盛，或痰盛，或结胸等证，书用吴茱萸一两，为末，醋调敷两脚心，引病卜行。暴发火眼肿痛者，生地、鸡子清捣敷两脚心，亦上病从下治法也。

产妇子宫垂下不收，及闪跌欲坠等证，书用蓖麻子①捣涂头顶，亦下病从上治法也。王洪绪谓孕妇忌贴巴豆、蓖麻子膏药，贴上身后必难产，贴下身易堕胎。上下所关，用药可不慎诸？

【注释】

　　①蓖麻子：即蓖麻子，大戟科植物蓖麻的种子，有消肿拔毒、泻下通滞之用，孕妇及便滑者忌服。

▰▰▰ 有形之病难愈 ▰▰▰

　　癥瘕、痞块、疝核、痔疣、赘瘤及走注之酸疼、麻木，治之有易有难。初患者柔嫩易愈，久即坚硬难愈。故《内经》重言五脏风寒积聚也。盖由风、寒、水、湿、痰、食、七情，积聚凝瘀，闭塞经络，初但为无形之证，于对证方中酌加疏散等药，气血通和，经络舒畅，收功较易。或因循失治，或半愈药止，本病未除，兼风则引串作麻，兼寒则凝滞作疼，兼水则流隘成泡，兼湿则瘀阻发肿，兼痰则郁腐生脓，兼食则停积为块，在气则作瘕，在血则作症。旧法多用针灸，间用峻攻、峻下，在壮实人尚有愈者，所虑癃老①、虚弱之人，恐致增变。余见肾气丸、阳和汤能愈痔漏、恶核、顽癣，子龙丸②能消瘰疬、痰核，是在良医能化裁通变之耳！

【注释】

　　①癃老：衰老病弱。宋代陆游《初归杂咏》曰："癃老入朝原是错，期年决去已为迟。"

86

②子龙丸：由白蔻仁、川厚朴、制甘遂、红芽大戟、白芥子组成。见于清代常州长年医局所辑之《应验简便良方》。

泻痢死证

凡泻痢日久不止，臀阴无肉，面黯，骨立，乃形脱也，无药可治。目瞪则肝绝，口开则脾绝，立时危矣。又凡一日夜泻红水数十次，腹疼，口干，不食，一见泻有败絮，数日必危。

瘫痨臌噎日久及孽病勿治

凡瘫痪、痨瘵、臌胀、噎食等病，初起可愈，久经医手，或误服方药，脏腑肌肉并非如昔；勿治可也。又凡孽病不治，如狐祟、妖凭、冥考之类。

常证所兼

上身病常兼风、痰、燥、火；中身病常兼食、水、气、虫；下身病常兼虚、寒、湿。妇人多郁气，劳力者多瘀血，劳心者多阳痿，咯血者多遗精。

卷
八

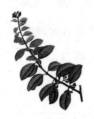

老年证治说

老年津液亏则生燥，故有头晕、耳聋、发白、眼花、怔忡、健忘、不寐、久咳、口臭、一切上焦热证，皆燥也。又有大便干结，小便数赤，则燥热在二肠。又有口渴，而多饮茶水则作胀闷，食干物则噎而难下，燥热在上脘。凡诸燥热证，皆不可认为实火。盖津液乃生化之原，人身内外赖以滋濡，况老年真阴不足以化生津液乎？亟须保养真阴，生津润燥，则上下一切假热证自愈。若但曰水不胜火，直补其水，则必作寒泻，中气易陷矣。若但曰脾胃弱，直补其土，则津液被茯苓所渗，而燥更甚，纵教胃热能食，而脾虚不化，积滞生矣。若但疏达肝木，则疏泄令行，易汗、易尿、易泻，津液益亡而燥益胜。若清理胃土，中气本虚，又受抑遏，必作胃寒之证。若但清其肺金，金冷不足以生水，而微阳受制，必生畏寒、手足冷等证。

老年病愈之后，亟须峻补元气。若元气足，则动而生阳而真火发，静而生阴而真水潮，神力自健，津液自生。神力健则周身爽利，醒睡皆安，津液生则口体滋濡，渴烦皆免。加以清补肺金而勿用寒凉，舒畅肝木而勿用热燥，使金自生水无待于补水，木自生火无待于补火，每日饮食留心，调养脾胃，务求胃强能食，而不致饱闷、嘈杂、吐酸、嗳呃；脾健能消，而不为飧泄、燥结、腹胀、脐疼、尿赤，斯真老当益壮矣。

春月鸡蛋白水煮七日夜、鸭脑仍以鸭汤煮、猪肺肚汤、羊腰子、鸽蛋、人乳、阿胶、黄牛骨髓、四君子汤、人参、黄精、鹿胶、牛羊乳。凡用此等物补中气，须于日出时,坐床空腹食之,仍引被倚坐,勿起勿卧,静定一时下床。又于夕时勿食干燥等物,或不用晚食更妙。早晨空腹食滋润补物,盖使补润之力达于中气也。若用之午间,药性被挠,或服后即卧,转增阻滞。故贵乎空腹、静坐以运行之也。

静养精神以补中气立能救危

服食以养中气,如喷水以润花叶;静养精神以补中气,如溉水以灌花根。常有死去数刻,忽又回生者,乃其中气未泯,得数刻之静,以蓄养之气机复,则呼吸以生也。故病虽垂危,若尚未死,则中气仍存,苟能乘此养之,岂非易易!其法高枕软褥,侧身曲卧,诸事不思,收视返听,勿离脐下,则一身之气自能不绝。果能如此,久病垂危,立可回生。唯善摄生者,始知此效。

慎药

老弱人皆表虚易汗,凡麻黄、羌活、独活、荆芥、防风、白芷、细辛一切发汗之药,固当慎用。然补虚方中,常有桂枝、肉桂、升麻、干姜,凡属宣扬疏达之性,皆能发汗。又如当归能温血,血温则汗出,得川芎更易汗矣。又脾虚则易泻,凡大黄、芒硝、二丑、巴豆一切攻下之药,固当慎用。然补虚方中,常有二冬、二地、知母、莲子,凡属阴寒油湿滑润之性,皆能致泻。又降香、沉香、山楂、麦芽、枳壳、苏子等皆能破气,若用此而无固气之药,则气虚更易汗、泻也。故有不发表而汗,不攻下而泻,甚有汗脱、泻脱者,此类是也。然则见为不宜汗,则当留心于能汗之药;见为不宜泻,则当留心于能泻之药。盖立方大非易事也!

老人表邪未尽散、热痰未尽消、实火未尽清等证,须于应用方中,酌加清补一二味以固其本。又多有积食,宜兼用消食之药者。凡感冒鼻塞,忌大发汗。

按:鼻塞者,风塞肺窍也,以前胡、桔梗开之。若兼头痛、身热、无汗,乃风寒皆有,加紫苏。若并无表邪而鼻塞、口干,是湿热瘀滞肺窍也,用黄芩、陈皮、半夏、麦冬开之。

老人证

老人真阴不足,津液既亏,故多燥证。如嗜茶汤则生湿,嗜酒则生热,嗜坚黏食物则多积滞、大便结。故大便燥润不时,大肠燥与脾湿也;小便短赤,小肠热也;小便赤浊,小肠热与膀胱湿也;脐腹时疼时缓,积滞在胃也;大便结闭,右尺不浮不盛,大肠燥与肺伤热,而气弱不足以运送也;小便结闭,左尺不浮不数,小肠燥热上行膻中,胃之滞热下渗膀胱,津液不足以化水,中气又不足运送也;干咳者,热伤肺也;咳多痰者,湿热蒸肺也;牙血,胃热也;咯血,肺热也;喉干、舌强,脾热、肾涸也;怔忡、头晕,二便有热者,肺不生津,阴不足以养阳。膻中、小肠热皆上行,故不能眠也;若二便无热,乃元阳已亏,血不养心,故怔忡;髓不实脑,故头晕;目昏者,脾湿乘肝热而上蒸;目陨花者,真阳虚而光不聚也。

便结便润治法

老人大便结者,宜消解、清润,忌攻下之药;大便润者,宜固气、健脾、养胃,忌滑利之药。

凡人六十岁后,六脉弦实而不数。其人素勤俭能食,应有之平脉也。偶感风寒,酌量诊治,勿以太盛为疑。

证治

老人不眠,头晕、怔忡、心烦、干咳、咯血、粪干、尿赤、痰稠等证,皆宜养阴、生津、固气、益血,如白芍、二冬、石斛、乌梅、三仁、芝麻、蜂蜜、梨汁、萝卜汁、饴糖、北沙参、苁蓉一切清润之味为妙。若作实热诊治,如新受外感,或可不坏,若系宿疾则大误矣。若泥执虚寒而常用温补及龙眼、益智仁等味,必生上热、胸满诸证;若利气化痰而用二陈、沉香、南星、礞石,定伤中气;若发汗,必上脱;若攻下,必下脱。

老人肥人失跌,霎时口、眼、鼻、耳歪斜,非风也,亦非新痰也。盖素有宿痰,充溢经隧,流注关节,四肢转运不便,积久益甚,极而失跌也。

老人日久思虑伤脾,故少食也;津液涸,故咽干、便燥也;不眠者,肝热也;胸烦、怔忡、心跳者,胃热、肺燥也;噎食者,三阳经郁热也;烦渴多饮者,胃燥也;下身肿者,脾湿不能摄水也;能食不能消,胃热、脾虚也。果系实热,大便结而润之不下者,须稍加人参,或潞党参。盖气盛乃能使下,气弱不足转运,虽攻亦不下矣。小便结而欲用利水者同法。盖清气未能上升,则淤浊皆下陷,水道仍阻耳。

老人患热证,勿纯用寒凉药,恐灭其有限之元阳也。胸中气滞,勿用破气药,恐散其有限之元气也,宜白芍、萝卜之类。呕吐或泻,宜黄土汁。泄痢宜消

王氏医存

滞、渗湿、平肝、固气，如白芍、谷芽、苓、泽、北沙参、黄土汁之类，皆可选用。凡小便不赤者，皆忌利水之药。

寒热证说

六十岁后，阴阳俱亏，唯藉谷气以助元气，稍有停积，积滞生热矣。凡人真阴无亏，诸热不生，热乃真阴亏也；真阳无亏，诸寒不生，寒乃真阳亏也。老人元气不足化生阴阳，故多病而衰。然病多热证而少寒证，非果水不制火也。其热乃积滞所生，非真阳所为也。故目不能明，乃真阳亏；耳不能听，乃真阴亏。故治老人病，均宜消化积滞，保扶几微之元气。其于外感、内伤之药，酌用些许可也。

凡幼年不斫丧①元气，至老则阴阳尚自有余，故得精神足、肢体健，不常病也。

【注释】

①斫(zhuó)丧：斫，用刀斧等砍。斫丧，损伤，毁坏。

久病后泻

老人久病未痊，偶见泻证，乃有限之元气将脱也。或并无大痰、大热、大烦、大躁，但每日零进饮食，而卧床不起，时清时愦，即危证也。若偶而汗出，或二便数次，皆危证也。此但据证而脉不可恃矣。

用药因①元气

十六岁后，元气充足，天癸②有信，一身之阳和壮盛，故食能消，津盛不渴，身肥力健。一旦泄精,内伤、外感,元气消磨,饮食既少,复难消化,老则百病丛生。昔日能消食者,元气足以运之也;津盛者,元气足以生之也;身肥力健者,元气足以充长也。后来诸虚弱病,皆元气亏也。故药饵入腹,其功力之大小缓急,亦视元气之强弱,为运转之主宰。

五十岁后,应补者皆须本药,若以别药代之,则必无功。至若应消、应泻、应汗,应散者,须酌本药之有妨与否? 倘有不善,须精选他药代之;若无可代,则于本药减少铢两用之。

【注释】

①因:依,顺着。

②天癸:以天干配五行,壬癸为水。天一生水,水乃肾主之;壬癸为水,这里的"癸",亦指肾水。所以天癸应当理解为肾中具有生殖作用的精气。

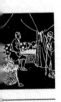

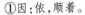

忌脉忽强溏泻心嘈

老人、虚人、产后、久病人,最忌脉忽强盛,恐汗出上脱,立危也。又忌便溏或泻,恐下脱;又忌心嘈①,中气败也。

【注释】

①心嘈:即嘈杂,指自觉胃中空虚,似饥不饥,似痛非痛,热辣不宁之状。

寒热湿积

老人虚寒常在肺、脾;虚热常在肝、肾、心、膻中;实热常在胆、小肠、三焦;湿热常在脾、胃、大肠、膀胱;积滞常在胃脘。又热常在上,故痰晕不眠;湿常在下,故小水短数不尽、大便干稀不定、腿软。

三十岁后防大病

三十岁后,若患大病,虽经医愈,此后气血断难还元。

老人虚人上热下寒不同

老人上热下寒,因思虑伤脾也;虚人上热下寒,因相火浮越也。治老人宜使心肾相交,健脾和胃;治虚人宜清肺固脾,引火归元。

卷八

卷九

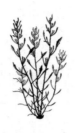

肥人脉多沉细

肥人幼年皮紧、内实,脉多沉细。苟不问明其证,但据见脉,必误作虚。

肥人①瘦人右关脉辨

肥人能食,右关脉盛者,常也;弱则木盛克②土而作泻;滑数则热盛生痰,乃胃燥,非火也。

瘦人多不能食,右关弱者,常也;盛则胃热上逆;若迟而无力,则吐酸、酢心。

【注释】

①人:原本无。此据目录补之。

②克:正常相制为克,异常相犯为乘。

肥人多痰

肥人多痰,大半因湿。如兼热郁,则痰上淤作痛肿;如兼寒滞,则痰下注作痿软;若伤酒,则痰浸淫于肌肉而四肢不遂;流溢于肠胃而二便不匀;若伤淫,则腰腿酸痛。盖不病则津液为脂膏,病则作湿酿痰也。

瘦人热

瘦人热，皆因燥。若有郁，则热上蒸，病在气；若有滞，则热下酝①，病在血；若伤酒，则热灼心、肺而咯血；若伤色，则热炙肝、肾而下淋。盖不病则为温和也，病则作燥而化热矣。忌用升麻等药。

【注释】

①酝：酿酒也；古同"蕴"，积聚、蓄藏、包含也。

肥人勿破气血

肥人诸病，忌用破气、破血之药。其动而喘者，乃隧道被脂膏淤窄①而气不宣畅，非气盛也，破气则痿。其咯血、牙血、鼻血、便血者，亦多由三焦气壅，变生热燥，致伤血络，且嗜饮则生湿热，郁怒则生肝热，非血盛也，破血则羸矣。

【注释】

①淤窄：淤者，指瘀血或痰阻；窄，指"隧道"即血管不畅。合而言之，淤窄，指血管被瘀血或痰浊堵塞。

肥人之痰由湿与积非火非风

肥人痰多，由湿与积，非火也。其发颤者，气隧既狭，痰涎复壅，而卫气滞碍，非风也。其失跌者，乃痰涎灌引隧道，闭塞关节，初觉四肢无力，转侧不便，久则全身僵重,伸屈亦难,一旦勉强动作,偶然失足,则周身气血奔驰于狭隧之中,壅淤于痰涎之内,遂致五官歪斜,四体动摇。其脾困于湿者,肉栗①舌强,身不能动,因系湿痰,非火、非风,故不疼不麻也。

按:此等证,多由肥人嗜酒而然。

【注释】

①肉栗:战栗。

肥人湿在于脾痰生于胃

肥人之病,皆因脾湿致胃生痰。湿淫于内,溢及四肢;痰逆于胸,串遍腠理。湿伤乎实,痰害乎虚。当其胃无痰时,气常下降,上脘清空而能食;脾无湿时,气常上升,下脘温和而能消。迨至脾受湿伤,不能消食,宿食唯在胃资湿生痰;脾受湿则气下陷而不能温升,胃生痰则气上逆而不能清降。盖肺中之痰,由咳而出;胃中之痰,必由呕泻乃出。若不呕、不泻,则全无出路,唯有随胃上逆之气,胶延胸膈,乘卫气之隧隙,浇灌腠理而已。是知痰虽在胃,而生痰固由脾湿也。欲治此痰,当早健其脾,使不伤湿,痰无由生;或初觉生痰,速治脾湿,湿愈则痰不更作,然后益健其脾,不再伤湿,亦妙。若只治痰,则湿在而痰可复生,若误作热痰而用寒凉,则脾气益败。治之不早,迨至痰串①腠理,岂白芥子等能消乎?

按:治法渗湿使不作痰,利机关使不作跌,开郁以畅隧道;勿用麻黄,恐开腠理,则痰得深入也,在痰初生,白芥子、麻黄均可酌用,子龙丸、阳和汤皆妙方,又黄坤载《玉楸药解》②制二术方③,最能健脾去湿,然必须戒口、节欲。

【注释】

①串:当为"窜"之误。

②《玉楸药解》:黄元御著,玉楸是黄元御之别名。是书选诸家本草之常用药291种,分草部、木部、金石部、果部、禽兽部、鳞介鱼虫部、人部、杂类部等,计八卷。每味药结合病因病机,阐述其功效、主治,注重药效分析,并依据临床实践而述独到见解。文笔精炼,详略有致,特色鲜明,贴切临床,实羽翼《长沙药解》之佳作。

③制二术方:指《玉楸药解》卷一草部"苍术"下的"新制双术法"。是法选用苍术、白术,分别用黄芪、沙参、生姜、半夏与大枣、龙眼肉、砂仁炮制。"脾胃双医","久饵实能延年却老"。

肥人酒伤

肥人酗酒之湿热,久作痰涎,淫泆①一身,若失跌则左半边瘫软无力,并不疼麻酸楚;又久则右半边亦软,甚则发颤、舌强,而不甚吐、咳,时轻时重。此证唯宜渗湿化痰,养阴健脾,白芥子亦其要品,而麻黄不可用矣。盖使腠理忽开,痰涎四窜,芥子非其敌也。因而变生多证,攻之不可,补之则热灼肺络,必大吐血痰而死。

【注释】

①淫泆:淫,过多,过甚;泆,同溢,水满外流。淫泆,扩散。

肥人所忌

肥人嗜酒者,湿热生痰,多入四肢;嗜茶水者,水泛为痰,多在胸肺;嗜肥甘者,淤积生痰,多在肠胃;善怒者,郁热生痰,结聚上焦;酒色甚者,湿热伤肾,疼在腰脊;多淫倦卧者,相火淤闭于肝肾,气血困乏于肌肉,蕴痰不出,则为痈疽。知其痰所由生,则知所宜忌矣。

按：嗜酒生痰，其证百出，甚至四肢串生痰核、痰瘤，大小不等，极则舌强言语不便，五官歪斜，四肢不举。诸方难愈，唯每日多服童便，或兼服何首乌，亦有愈者。

卷九

卷十

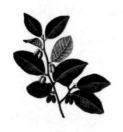

七情过与不及

七情①之过，各泄本经真气，久则为病。假如火之情为喜，喜之过则心气泄而虚，肾气盛，水乘火虚而克之，故喜极成悲；若喜被抑遏，则火郁于心，而生干咳、鼻热、上热等病。余仿此。

【注释】

①七情：指喜、怒、忧、思、悲、恐、惊七种情志活动。

郁结不同

怒、忧、思、悲皆作郁，喜、惊、恐皆作癫。怒又作狂，思又作癫。

木之情为怒，郁于肝胆，久之则依肝胆部位而为患。在经则为病，在络近肌肉则为疮，如郁在胆，则生瘰疬，以项四围胆之部也；郁在肝则目病，目乃肝窍也。

思虑甚则伤脾，木郁乘土之虚而克之，为反胃、关隔、噎食等证，火盛上炎，郁热随之，则为上焦热诸证。

肺气郁则生粉瘤①、粉核②。

五行皆有郁与结。郁主气，结主血。气行乎虚，血行乎实。郁病虚处，结病实处。郁宜行气，结宜行血。

风、寒、暑、湿、饮食、七情皆能作郁。又风热郁于肺胃之表成疹,郁于心脾之表成癍。风郁于皮毛则为癣疥、为秃、为疬、为痒疙瘩之类;兼湿则脓,兼热则疼。又如火郁于肌肉则为疖痛,郁于皮毛则为丹毒、蛇缠等疮之类;兼风则游衍③,兼湿则脓浆。又如湿郁于心则舌硬,郁于肝则目黄,郁于肺则鼻滞,郁于肾则腰酸、阳痿,郁于脾则肿黄,郁于大肠、胃则滑泻,郁于小肠、膀胱则浊淋,郁于皮毛则痰瘤,郁于肌肉则肿疡,郁于骨节则瘫痪,郁于上则手软、面黄、窍闭,郁于下则阴汗、足烂。又如积滞郁于胸,则呃酸、寒热、口舌牙喉目鼻生热,郁于中脘则手足心热、项细、痞满、腹疼,郁于下脘则滞泻、脐疼、尿赤、腿软。如此之类,难以尽述,要在诊时留心,知所偏重之处,用药乃有把握。

解郁古方,皆依经施治,大约逍遥散、柴胡汤,最宜于愠怒忧虑之证。

人唯遂心事少,拂意事多,故病常兼肝郁,妇女尤甚。婴儿不能言,其啼、笑、惊、惧致生诸病,固所易知;若儿早开知识,所愿难偿,或失去耍玩、欢爱久别、期许永欠、畏憎常遭,此等懊闷,郁于柔嫩之肝胆,儿既不会告语家人,医人又以难察而忽之。常有项生瘰疬等证,医人谓非儿应有,名曰无辜;又或腹生痞块,面黄肌削,腹非痛而眉攒口哼,医但谓是食积、感冒。盖郁无解日矣。

伶俐子弟,授读严师;敏慧童妇,归奉恶姑:诟责日甚,则变为痴呆。又凡宠妾灭妻,恃尊凌卑,蠢妻拙子,势压凶逼,功弋④利夺,名失财骗,生离死别,冤沉恩断,望绝计穷,鳏寡孤独,僧尼阉嫔,以及生而残废,男子鸡精⑤,女子阴实,聋哑瞎瘫,此等郁证,多非药所能医,偶患外感、内伤诸病,则与平人大异,治之恒难速愈。

始谓单思病不多有,迨后乃觉其多,非仅男女情思也。凡人奢愿难偿,久而不遂,皆成单思。安得以心药医其心病耶?

常用加味逍遥散,治女相思。

尝谓僧道优尼⑥,讽经⑦修炼,实皆诳愚,经昌黎⑧排诋⑨不灭。迨诊,人多郁病,乃悟释道皆解郁之术,免其作慝,亦防微杜渐法也。

七情之病,多受火伤,心为君主,动则诸火为相而应之。故喜则火入心,甚则头晕、身乏;怒则火入肝,甚则目直、肉栗;淫欲动则火入肾,甚则阳举、心跳;思虑多则火入脾,甚则少食、饱闷;惊恐则火入肺,甚则气喘狠急。

六淫、七情、饮食,郁人之气,结人之血,有同异。风、寒初入,由营卫渐及肌肤,暑、湿、燥、火初入,由肌肤、肠胃渐串经络,布散内外。其人之气血能汗、能泄、能消克者,其证皆过而不留,随时而愈,不名郁也。若为病之处,不顺经络,或病势不剧,耐受不医,或隐忍不语,或忧闷不言,此等伏留渐积,酝酿日久,皆名为郁。

常作半截呃者,即噎食之初起。

室女①幼而丧母,多忧愁郁积,或致经病、癥瘕,百治不愈,须于新嫁时医之,乃愈。

膏肓疾,心包之郁也。冯氏教之,挺身平气,二足正立,以两手各把两边腰窝,微力缓缓扭其双肩,先前扭数十下,次后扭数十下,甚验。予以此方治友人久心疼,如式行之。友曰:但觉心中被扭,似有声响,立刻疼止。

尝医人食积及痞块,内既服药,外使习拳棒,多有愈者。华元化⑪五禽戏⑫之遗意也。

好食杂物,面色不正者,皆有虫积、痞块及隐疾、隐疮。苟未问明、兼理,必无功。

疝与癥瘕,皆带脉有郁,因二肠、膀胱之风寒湿热相搏,而为气滞、为血凝者也。

呕证因六淫者,表邪实证也;因饮食者,胃热实证也;因内伤七情及日久者,虚寒证也。

噎食乃郁热,肿其食管,狭而无液,故咽下不便。

【注释】

①粉瘤:色若粉红,多生于耳前项后,亦有生于下肢者,由痰气凝结而成。

②粉核:同粉瘤,只是触之有硬结,如核状。

③游衍：恣意游逛。意指为病游走不定。

④弋：取也，如弋窃（用不正当的手段占据）。

⑤鸡精：即鸡精症，指在性交时男性阴茎龟头一触女性阴道，阴茎就会表现出奇痒而不能够再进行性活动。中医辨证认为其属先天禀赋不足、肾阳亏虚、冲任亏损所致。

⑥僧道优尼：指和尚、道士、倡优和尼姑。

⑦讽经：讽，指不看着书本念，背书。即诵读经书。

⑧昌黎：即韩愈(768—824年)，字退之，世称韩昌黎，河南河阳（今河南省孟州市）人，唐代杰出的文学家、思想家，古文运动的倡导者。谥号"文"，故后代文献多称"韩文公"。思想上崇奉儒学，力排佛老，倡天命论。

⑨排诋：排斥诋毁。

⑩室女：指未婚女子。

⑪华元化：即华佗，字元华，东汉谯县人（今安徽亳州）。据《后汉书》记载，华佗曾创用麻沸散进行全身麻醉，做腹腔肿瘤切除术。

⑫五禽戏：华佗主张体育锻炼，以增强体质。以仿虎、鹿、熊、猿、鸟的动作，创"五禽戏"。这是华佗对中华养生学的重要贡献。

【评语】

郁者在气，结者在血。郁结种种，论述甚详。言"风、寒、暑、湿、饮食、七情皆能作郁"，可资悟而鉴之。

皮毛郁病

皮毛郁病，风则麻，湿虫则痒，火热则疼，死血则木，瘀痰则肿与痹，痰结则软核，气结则硬核，血结则赤核，火兼风则赤游丹①，火兼湿则蛇缠疮②，湿兼暑则黑汗斑，燥兼湿则白汗斑，风湿热积则秃癣、疥癞③。

①赤游丹:即丹毒,以其色赤,发无定处,故名。

②蛇缠疮:见于《世医得效方》,即缠腰火丹,是指在皮肤上出现成簇水泡,痛如火燎,每多缠腰而发。

③疥癫:皮肤病名,俗称头癣。

关脉有结须解郁

凡两关重取,至数不匀,而现结促①,即郁也。须解肝脾之郁,在杂疾须先解郁,而后治病。常有脉证相符,医之不应者,皆有郁未解也。

【注释】

①结促:指结脉与促脉。缓而时止者,为结脉;数而时止者,为促脉。若结脉与促脉同时出现,说明脉律不整,时快时慢,且有间歇象。

幼人失精未失精郁证不同

三十岁以前,未完婚之人,及守身未泄者,凡病皆伏热内盛。伏热为病,多咽疼、口烂、牙疳、目赤、舌疼、鼻衄等证。若淫欲早开,是其阴精相火因妄想而浮游于上,凡病多下虚上热,故滑精、梦遗、腿酸力弱、咯血、耳鸣等证常见也。若因妄动受寒,则结成瘕,窒于任脉,疼发时,自阳卵①直达于顶,战栗难禁,左脉盛,右脉弱,时过则如常矣。自非②完其室家,久郁不宣,百治不愈也。或有外感诸病,用药虽无热补,而下体不固,相火为药所激,亦能滑精,故方中须加党参、白芍、生牡蛎等,以固气摄精为要。

【注释】

①阳卵：指男子睾丸。

②自非：倘若不是。

郁结证治

近郁易愈，远郁难愈。盖初郁为病，其抑阻闭遏处，必有显而易见之脉之证，但用宣通之药即愈矣。若日久未治，又兼他病，医人留心四诊，见为兼郁，则于方中兼用宣通之品，亦可并愈。若但治新证，未知解郁，不独久郁未除，即新病亦不应药。

郁在气非热不成，结在血非寒不凝。

观诸筋脉所系，则知肝木郁定克脾土，土受克则知先受湿。伤脾湿则阴寒聚于下，肝郁则虚热积于上。上热则周身之火上炎，诸虚热证作矣；下寒则周身之水下注，诸虚寒证作矣。治虚热用寒凉固非，用温补又因上热而有妨；治虚寒用温平固谬，用峻补亦因上热而不受。盖郁未解而遽温之，必助相火；湿未渗而辄补之，定塞胸膈。相火久浮于上，则热结；凉冷久蓄于下，则寒凝。解郁、渗湿岂可缓乎？

按：解肝之郁，宜兼养真阴，以销结热；渗脾之湿，宜兼扶真阳，以化凝寒。

王氏医存

以心治心

养生家以一心疗万病。盖谓心病则身病，七情俱忘，六窗眼耳鼻舌心意俱闭，元气浑沦①，百脉皆畅，又何病焉？推之治一切心病，药所不及者，亦宜设法以心治心，弓影蛇杯②，解铃系铃，此固在慧心人与物，推移无法之法，可意会而不可言传也。

【注释】

①浑沦：指宇宙形成前的迷蒙状态，义同"浑沌"。

②弓影蛇杯：当为"弓影杯蛇"，犹言杯弓蛇影，形容疑神疑鬼，自相惊扰。

男妇久无淫致病

书谓妇人逾十年，无男子合，则经不调。其故有二：一由悲思忧虑，肝郁脾伤，生诸病也；一由生性刚强，屏弃淫欲而养性也。肝郁脾伤，气血皆病，养生者乃气盛血虚也。彼皆气血有偏，故经不调。然男子年久无淫欲事，必亦精有病，愿不遂者，固应肝郁脾伤。保精以养生者，本无淫念，则亦气盛血虚必矣。气盛则有阳旺之病，血虚自有阴衰之病。彼童年无交媾而唯健壮者，乃未开情窦，未泄精髓，但知饮食、眠梦而已，非有万事情思也。然固无虚损之病，而不能无实热之病也。

按：近诊得二十余岁无妻室亦无淫事者，质弱气虚，六脉沉细有力，梦遗频多。问之乃十岁被虏，风寒水暑久伤，故质弱也。脉沉细有力，因不淫也。气虚者，童身冠年，或夜酒后，或听淫说，而心有所动，相火从之，或夜卧足覆太暖，故梦遗频多。其脉尺强，则夜必遗；尺弱，则夜已遗矣。寸强，则喉舌口鼻有热证；寸弱，则亦因梦遗而大汗矣。其所有病，皆由精遗而致，苟不治其心、养其阴，病不愈也。若养生者病，但宜养阴以配阳而已。肝郁脾伤者，其病多端，书有治法。僧道、优尼之病，思过半矣。

膜原胸膈致病之端

疟疾、瘟疫,书称病在膜原;俗有谓饮食积于胸膈,能生一胃囊者。《香祖笔记》①僧患噎食死,嘱其徒剖胸寻视,得白骨如匕,轻坚而响,沃以热鹅血,顿化。予先母病噎,觉食管肿窄,孔如麦秸。沈翁一仙,教人每饭挺胸直项,而食勿俯首屈身,可不患噎。盖脏腑上横遮一膜,膜上空处,即膜原也。水、食、痰物停积于此,而作疟;若积多且久,则胀赘成囊矣。沈翁之法,挺胸直项则膜平不兜,而食易下,若久无停积,则腐热易化,而膜不伤,因知食管窄细非肿也。肝郁生热而伤,血虚则气失所养,不得与血相融,故郁燥而烦。木郁伤脾,脾虚则不食,而肠枯火陷而气冷,则食管淤窄矣。推之洋烟成瘾,每饭后侧卧吸烟,多饮茶水,食水盈胸,患亦不可胜言也。

【注释】

①《香祖笔记》:著者为清代王士禛(1634—1711 年),字贻上,号阮亭,又号渔洋山人,新城(今山东桓台)人。清初杰出诗人、学者、文学家,博学好古,能鉴别书、画、鼎彝之属,精金石篆刻。

附《千金方》用药铢两多寡辨

汉文帝二年①,造四铢钱,文曰半两,盖以八铢为一两也。凡所制度,皆于今有差。仲景,后汉人,其用权量度数,皆准诸汉。其于方剂各注,分温再服、三服、续服、顿服、方寸匕②、一钱匕③之类。夫制度多寡,代各不同。近医读汉世书,不详汉制,辄录汉数以立今方,统使顿服,最为可怪。徐灵胎、陈修园各辨其略，人又忽之。兹撮录《千金方》数条，俾知唐初固已析别多寡之异，今更不同于唐也。

十黍为一铢，六铢为一分，四分为一两，十六两为一斤。此神农之秤也。吴人以二两为一两，隋人以三两为一两，今依定四分为一两。

云刀圭者，十分方寸匕之一，准如梧子大也。十梧子大为一方寸匕，亦汉制也。

方寸匕者，作匕，正方一寸，抄药④以不落为度。

一钱匕者，即一大五铢钱，全抄药也。半钱匕者，抄药只用一五铢钱之半也。钱五匕者，五铢钱边有五字，以抄药，以不落为度。作准一钱重、五分重及一钱五匕，皆误。

一撮者，四刀圭也。十撮为一勺，二勺为一合。

药升方，作上径一寸，下径六分，深八分。

丸如细麻大者，如胡麻大也。

如麻子者，即今大麻子，准三细麻也。

如胡豆者，今青斑豆，以二大麻子准之。

如小豆者，即赤小豆，以三大麻子准之。

加大豆者，以二小豆准之。

如梧桐子者，以三大豆准之。

一方寸匕散，以蜜和，得如梧桐子十丸为定。

如弹丸及如鸡子黄者，以十梧桐子准之。

凡云巴豆若干枚者，粒有大小，当先去心、皮，乃秤之，以一分准十六枚。

附子、乌头若干枚者，去皮毕，以半两准一枚。

枳实若干枚者，去穰毕，以一分准二枚。

橘皮一分准三枚。

枣有大小，以二枚准一两。

云干姜一累者，以半两为正。

云半夏一升者，洗毕，秤五两为正。云椒一升，以三两为正。吴茱萸一升，

111

以五两为正。菟丝子一升，九两为正。庵䕡子⑤一升，四两为正。蛇床子一升，三两半为正。地肤子一升，四两为正。此其不同也。

云某于一升者，其子各有虚实、轻重，不可通以秤准，皆取平升为正。

云桂一尺者，削去皮毕，重半两为正。甘草一尺者，重二两为正。某草一束者，重三两为正。一把者，重二两为正。

云蜜一斤者，有七合。猪膏一斤者，一升二合。

云哎咀⑥者，药有易碎、难碎，今细切之如哎咀，乃得无末而片粒调和也。

凡煮汤，当取井花水⑦，极令洁净；升斗分量，勿使多少；煮之调和，候火用心，一如炼法。

凡煮汤用微火，令小沸。其水数，依方多少，大略二十两药，用水一斗，煮取四升。以此为率。皆绞去滓，而后酌量也。然则利汤欲生，少水而多取汁者，为病须快利，所以少水而多取汁；补汤欲熟，多水而少取汁者，为病须补益，是以多水而少取汁。好详视之，不得令水多少。汤熟，用新布，两人以尺木绞之，澄去垽浊。分再服、三服者，第二、第三服以纸覆令密，勿令泄气。欲服以铜器，于热汤上暖之，勿令器中有水气。

凡合肾气、薯蓣及诸大补、五石⑧、大麝香丸、金牙散、大酒煎膏等，合时、煎时，并勿令妇人、小儿、产母、丧孝、病疾六根、不具足人及鸡犬六畜等见之，大忌，切宜慎之；其续命汤、麻黄等诸小汤，不在禁忌之限。

若用毒药治病，先起如黍粟，病去即止；不去，倍之；不去，十之。取去为度。病在胸膈已⑨上者，先食而后服药；病在心腹已下者，先服药而后食；病在四肢血脉者，宜空腹而在旦；病在骨髓者，宜饱满而在夜。

凡服利汤，欲得侵早⑩。凡服汤，欲得稍热，服之即易消下不吐；若冷，则吐呕不下；若太热，则破人咽喉；务在用意。汤必须澄清，若浊，令人心闷不解。中间相去如步行十里久，再服；若太促数，前汤未消，后汤来冲，必当吐逆。仍问病者，腹中药消散，乃可进服。

凡服汤法，大约皆分为三服。取三升，然后乘病人谷气强，进一服最须多，次一服渐少,后一服最须少。如此即甚安稳,所以病人于后气力渐微,故汤渐渐少。

凡服补汤,欲得服三升半,昼三夜一,中间间食,则汤气溉灌,百脉易得药力。凡服汤不得太缓、太急也。又须左右仰覆卧,各一食顷,即汤势遍行腹中;又于室中行,皆可一百步许,一日勿出外即大益。凡服汤三日,常忌酒,缘汤忌酒故也。凡服治风汤,第一服厚覆取汗;若得汗,即须薄覆,勿令大汗。中间亦须间食;不尔,人无力,更益虚羸。

凡丸药,皆如梧子大。补者十丸为始,从一服渐加,不过四十丸,过亦损人。云一日三度服,欲得引日,多时不缺,药气渐渍,熏蒸五脏,积久为佳;不必频服早尽,徒弃名药,获益甚少。

《素问》曰:实则泻之,虚则补之,不虚不实以经调之。此其大略也。凡有脏腑积聚,无问少长,须泻则泻;凡有虚损,无问少长,须补即补;以意量而用之。

凡服泻药,不过以利为度,慎勿过多,令人下利无度,大损人也。

凡诸恶疮瘥后,皆百日慎口味;不尔,即疮发也。

凡服酒药,欲得使酒气相接,无得断绝,绝不得药力;多少皆以知为度,不可令至醉及吐,则大损人也。

凡服药,皆断生冷、酢⑪酒、猪、犬、鸡、鱼、油、面、蒜及果实等。其大补丸散,切忌陈臭宿滞之物。有空青⑫忌食生血物;天门冬忌鲤鱼;白术忌桃、李及雀肉、胡荽、大蒜、青鱼、酢等物;地黄忌芜荑;甘草忌松菜、海藻;细辛忌生菜;菟丝子忌兔肉;牛膝忌牛肉;黄连、桔梗忌猪肉;牡丹忌胡荽;藜芦忌狸肉;半夏、菖蒲忌饴糖及羊肉;常山、桂心忌生葱、生菜;商陆忌犬肉;茯苓忌醋物;柏子仁忌湿面;巴豆忌芦笋羹及猪肉;鳖甲忌苋菜。

凡服药,忌见死尸及产妇秽污触之,兼及忿怒忧劳。

凡饵汤药,其粥食、肉菜,皆须大熟,熟即易消,与药相宜,若生则难消,复损药力。仍须少食菜及硬物,于药为佳;亦少进盐、醋乃善;亦不得苦心、用力及房室、喜怒。是以治病用药力,唯在食治、将息,得力大半,于药有益。所以病者,务在将息节慎之至,可以长生,岂唯愈病而已!

凡人忽遇风,发身心顿恶,或不能言。有如此者,当服大、小续命汤,及西州续命、排风、越婢[13]等汤。于无风处密室之中,日夜四五服,勿计剂数多少,亦勿虑虚,常使头面、手足、腹背汗出不绝为佳。服汤之时,汤消即食粥,粥消即服汤,亦少与羊肉臛[14]将补。若风大重者,相续五日五夜,服汤不绝,即经二日停汤,以羹臛自补,将息四体。若小瘥,即当停药,渐渐将息;其如不瘥,当更服汤攻之,以瘥为度。

凡患风,服汤非得大汗,其风不去,所以诸风方中,皆有麻黄。至如西州续命,即用八两,越婢六两,大、小续命[15],或用一两、三两、四两,故知非汗不瘥。所以治风非密室不得辄服汤药,徒自误耳!唯更加增,未见损减矣。

按:风病大证,非同小疾,故言之乃尔。其论杂风状,引岐伯中风四大法,谓风为百病之长,分别脏腑各中风证治。又曰:凡风多从背五脏腧入,诸脏受病,肺病最急,肺主气息,又冒诸脏故也。又曰:风者善行而数变,在人肌肤中,内不得泄,外不得散,因人动静,乃变其性等说。盖诸急卒病,多是风也。既属大病,苟无大治之法,安得愈乎?所云铢两,皆神农制;其尺寸,皆汉制。今医诊病处方,须知计量。盖今之制度,皆数倍于汉,宜考察也。

王氏医存

【注释】

①汉文帝二年:公元前178年。

②方寸匕:古代量取药末的器具名。其形状如刀匕,大小如古代一寸正方,故名。一方寸匕约等于2.74毫升,盛金石药末约为2克,草木药末约1克。

③一钱匕:钱匕是古代量取药末的器具名。用汉代的五铢钱币量取药末,至不散落者为一钱匕;用五铢钱币量取药末至半边者为半钱匕;一钱匕相当于2克。

④抄药:取药也。抄,取也。

⑤庵菌子:即庵闾子,性味苦寒,无毒,有明目、益气、消食之功效。

⑥咬咀:嚼也。古人于药物无刀切碎,以口嚼细,令如麻豆煎之,使药水清饮于腹中,则易升易降。

⑦井花水:又名"井华水",即井泉水之平旦最先汲者。甘寒无毒,有镇心、安神、清热、助阴等功效。

⑧五石:指阳起石、钟乳石、灵磁石、空青石、金刚石。

⑨已:同"以"。

⑩侵早:破晓,天刚亮。

⑪酢(cù):同"醋"。

⑫空青:一种石类药,甘酸无毒,有养精神、益肝气、镇肝逆、利九窍、通血脉的功能。

⑬越婢:越婢汤,出自《金匮要略·水气病》篇,由麻黄、石膏、生姜、甘草、大枣五味组成,主治风水。

⑭臛:肉羹。

⑮大、小续命:均出自《千金方》,小续命汤由麻黄、防己、人参、黄芩、桂心、甘草、白芍、川芎、杏仁、附子、防风、生姜组成。大续命汤由小续命汤去人参,加黄芩、荆沥组方。

卷十一

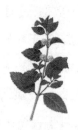

伏匿①宿疾②说

伏匿不出之老疾，身病而脉常不病；酝酿未成之大患，脉病而身常不病。《内经》《金匮》多言宿疾、伏病③，而不详于脉。又或脉证枘凿④，医不加意，故临证毫无把握。愚谓宿疾、伏病，有因作劳感冒，无暇服药，忍耐而愈者；有因受热，多饮井水而愈者；有因吐血数日，无医无药，因食水果而愈者；有腿肿、身疼，服药半愈，久而自愈者；有黄疸目色如金，服药虽愈，腹生痞块，常下蚘虫者；有跌折筋骨，医愈而骨缝不齐者；有久鳞咳瘦，并不遗精，医作劳治不效者，类难悉述。此在幼壮尚能支持，至四十、五十以后，则病之藏伏者，变生各证，亦难悉纪。医人但治现前之证，不与病者通盘打算，而咎《内经》《金匮》言宿疾、伏病，而不言脉，亦愚矣哉！盖宿疾、伏病，非六部之脉所能赅括也。

卷十一

伏匿宿疾，在三十岁后，不甚强壮者亦见之。偶患他病，则彼此互应，药常无功。老年人气血不能制伏宿疾，虽无新病，体常不安，而莫名其状，苟不细绎，诸方无效。

伏匿诸病，六淫、诸郁、饮食，瘀血、结痰、积气、蓄水、诸虫皆有之。

凡肢体酸疼、麻木，及梦魇、梦遗、痞块、癥瘕、疝气、肿瘤、耳聋、目翳、鼻痔，一切对证药不效，皆别有伏匿，牵扯淆杂，医须细绎。

宿疾有见脉证者，不名伏匿矣。如湿流关节、风藏骨骱、膈噎、臌胀、瘫痪、癫狂、吼喘、石瘕等类，皆有证、有脉也。

伏匿老疾，亦有见脉者，但于无新病时，每部候百至，必见脉象，或见一二息，或见数息，或见于一部，或见于数部，过时又隐矣。其见有一定部位，故可知疾伏于此处，而究无一定至数也。若于新病时诊之，则混淆难辨。大约昔患血证、疮证，今见涩脉；首患痰证，今见结脉；昔患肝郁，今见沉细、促数；昔患食积、寒疼，今见沉细、迟结；昔患臌胀，今见沉濡；昔患血痢，今见右关沉涩；昔患暑热；今见沉大无力。此其大略，可于百至内诊得之。若此病将发已发，则此脉不待百至，即见数次矣。有是脉必有是证，有是证必有是脉，诊明此脉，问明此证，设法治之，亦甚易耳！

假如昔伤惊恐，今肺脉细弱，是虚在肺；肺主皮毛，风寒必易入，又必常咳嗽；肺司宗气，虚则力弱，此肺家有未愈之惊恐也。

又如百至之中，偶一芤涩，血也；偶结，气也；偶沉，怒也；偶数，热也；偶迟，寒也；偶滑，痰也；偶洪，暑也；偶如七怪脉，忽迟忽数，大小不匀，老痰在脏腑也。

其伏匿之隙隙，与脉路近，则见象易；若伏于隙隙之远，并不见于脉者亦有之。盖两寸、关、尺皆肺部，只达脏腑之经耳。

按：昔有以消遥散治黄疸者，因问知肝脾有郁也，但用治疸方皆不效。

【注释】

①伏匿：隐藏。

②宿疾：《金匮要略》有宿食病名，"檕饪之邪，从口入者，宿食也。"并专设"宿食病"篇进行讨论。此处所言"宿疾"，泛指旧有的疾患。

③伏病：毒邪深藏而不出，所致病者，为之伏病。

④枘(ruì)凿：枘，榫头；凿，榫眼。枘凿，即方枘圆凿的简语，喻两不相合或两不相容。

无病脉数

平素六脉数而无应脉之证，后日必生痈疽。数而有力者，主痈，数而无力者,主疽。若浮数盛者,主六腑;沉数盛者,主五脏。此亦脉病身不病者。

按:此六脉齐数,而无差等,其发疮尚迟,若有一二部更甚,则此经所属部位穴道,当见端倪矣。

凡脉见而疮未见,见为是痛,亟服痛方;见为是疽,亟服疽方。未成之疮必消,即已成之毒亦减。苟不防于未然,比及患发,能愈与否,未可定也。古人严喻养痈贻患,意深哉!

肥人六阴脉,当其无病,脉俱不见;若何部脉见,则何经有病。若六脉皆见细数,则是热甚;若非热甚之病,日后必生痈疽矣。医者不问本脉六阴,而误作肝气等证,彼乌知其无病则无脉,今乃六脉细数,足当他人洪数耶!

按:伏匿宿疾,其见于百至内之象,沉细数涩者多,迟者少也。若迟中偶见结,其疽一发难治。

常见喉证,始觉如树皮一片,或如草叶一片,附于喉内,但麻木,不疼,或微痛,或食噎。医用寒凉不愈,久则生核成疮或烂;医用八味地黄丸、全真一气汤,愈后仍发;又有尽服寒凉烂死者。此俗名梅核气也,男、妇皆有之。盖因事不遂心,久则肝郁脾伤,而成此证。有时三焦火炎,结淤喉管,故噎也。其脉两关浮沉不一,但皆细数而促,寸、尺皆略因之。故上下各见热证,每用逍遥散等药开郁,阳和汤化结,八味地黄丸、八珍汤等调理皆愈。

平常郁结之脉,兼热证则数中见促,兼寒证则迟中见结,乃数息中偶见结、促也。若逐息皆见结、促,乃病疼之脉,非郁结也。

数息中偶见促,若无热证,乃郁、疮兼有也。宜解郁兼消毒。若业患九窍难愈之疾,是疮既应,而毒有解矣。仍须兼治疮,郁,若但解郁,不能全愈;但用九窍例方,亦不全愈。凡一年之中,旧证治愈,复发多次,无变证,无移部,皆伏匿有物为患,或结积老痰,或淤积死血,其物多般,既不常见于脉,须详问而兼治之。

卷十二

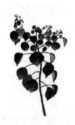

生育说

人禀天地好生之性，无不生也，无不成也；其不生与生而不成者，六淫、七情等固有以致之。生人者，元气，即中气也。夫妻各具元气，未交媾时，元气散布周身脉络中，曰无始；将媾则元气各禀心君之令，而初动生之机也，曰有始；及媾而元气各分注于脉络中，浑沦^①汤穆^②，曰无极；既泄而一施一受，氤氲^③含摄，阴阳未判，曰太极。由此团结完成，外生衣而内生形，胞络脉联，因母呼吸，而成动静，一阴一阳，渐具百骸，应月而产矣。

春生、夏长、秋收、冬藏，四时行令，无头其序，万物乃得各遂生成。其序赖以无失者，在日月之躔^④次，乃每月二仪交媾之所，天地之中气存焉。有此中气，寒暑相推，周而复始，生物成物，亘古如斯。其生成之未足者，日有食以伤其阳生之初气，月有食以伤其阴盈之中气。值此躔次而媾，有不害其生成之理者乎？然则男宜保其阳，尤谨于每日子时，女宜保其阴，尤谨于癸水到日。亦如四时有序，日月无伤，阴足阳纯，万物各遂其生成矣。

老宦、巨儒、多难举子者，由于劳心太过。阳乃火也。一身之火禀命于心，心劳则诸火应之而上炎，阳热久浮于上，阴寒亦久潜于下，上身常生热病，下体常生寒病，终岁连年心肾不交，一切虚弱之证，乃由强制而然，非果命中少子与生质偏弱也。

胎成于月经止后三十时内者，子宫开之时也。此后则子门闭矣，闭则男精不得入内，故不为胎。常有夫妻久别，忽而得聚，既非月经到时，又非月经止后，一索而得男。盖两情骤发，若久旱之望雨，子宫顿开，男精得入而成胎也。

幼妇久病，忽经医愈，一两月间必受孕。

语云：寡欲多男子。譬之田土肥则实蕃，譬之树根深则果硕。其理甚近，不事繁言也。

劳心者，阳浮于上，阴潜于下。此非病使之，乃心为之。法宜静佚⑤其心，久则水火相交。若不静养，强服桂、附、参、茸温燥等药，气血不得其平，始则相火灼肾而阳频举，继则肾气弱而下痿，水不制火，肺失血、体生疮矣。

【注释】

①浑沦：犹"囫囵"。《列子·天瑞》："浑沦者，言万物相浑沦而未相离也。"

②汤穆：汤，当作"沕（wù）"。沕穆，深微貌。

③氤氲：指湿热飘荡的云气，形容烟云弥漫的样子，如《易》言："天地氤氲，万物化淳。"明代袁了凡云："天地生物，必有氤氲之时，万物化生，必有乐育之时……此天然之节候，生化之真机也。"

④躔（chán）：日月星辰运行的度次。

⑤佚：通"逸"。

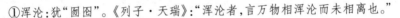

春方药戕生无嗣

服春方①药、演采战②，皆自戕其生也。春方乃热燥药，采战乃矫揉事，使人气血皆偏，施受非时，岂能成胎？倘内里损伤，定致危亡。

【注释】

①春方：即春药，又称媚药。

②采战：犹采补，即采阴补阳或采阳补阴，指男女通过性交达到体内的"阴阳平衡"，是一种道教修炼方法，属于道家"房中术"范畴。

经行不同

书有妇两月而经一行者,有三月而经一行者,有一生不行经者,皆由禀赋,无妨生育也。又有怀孕后,逐月行经,亦禀赋然也。

按:两个月而经一行及一生不行经者,凡病不宜过凉其血及破其血;若孕后逐月行经者,凡病宜清血热,兼固中气。又有倒行经者,每月依期鼻衄,而不下行,多由血热而下有寒湿。

【评语】

月经两月一行者,谓之并月;三月一行者,谓之居经,或季经;一年一行者,谓之避年;终身不行经者,谓之暗经。均不碍受孕,属生理之个别现象。

不孕多因夫病

妇无病而不孕者,责其夫病。常见再醮①之妇,于前夫不孕,于后夫多生子者,知其前夫之不能种于②也。肥妇、瘦妇以及夫妇皆病不能生育者,治法详具者妇女科书内。

【注释】

①再醮(jiào):旧时称寡妇再嫁。

②种于:当为"种子",形近之误。

妇人右关、尺忽洪大于左手者，口不苦，身不热，腹不胀，经至时也。且妇人禀赋各殊，有专生男者，有专生女者，有一男一女相间生者，有二男二女相间生者，有前生多男后生女者，有前生多女后生男者，有一嫁不生再嫁乃生者，有一嫁生女再嫁生男者，有终身不生者，此皆经见。大约夫强妻弱多生男，妻强夫弱多生女，不生者病也，然经至之脉略问。

论孕脉证

孕脉最难辨。唯经前无病之妇，比及怀孕三四个月，多是右尺沉滑，左寸沉动，此为易辨也；若经前有病未痊，或先屡次小产，则从初怀孕以至十月，脉皆弱细，非易辨也。

人生本脉之象，大小强弱各不相同。《脉经》所载，但依平等之象，苟其人不自知本脉，则无可问。若见六部皆非平等，参以望、闻、问，并无病之确据，即可细心度量，知其生来如此也。若但一二部非平等，乃病脉矣，亦必有此病证矣。男女皆同诊法。常见气弱之妇、久病初愈之妇、屡次堕胎之妇，此三等人脉，孕一、二、三、四月时，有右尺沉细略滑，左寸沉细略有神者；比及四月以后，忽右尺似无脉，左寸亦微弱，但只左关动者，比及七、八、九月时，两尺、寸俱弱，唯见两关动者，又或动而忽数、忽迟、似结、似促者。此气血本弱，而试疼也。又见气盛，初胎一、二、三、四月时，皆左脉大于右脉，唯右尺沉滑，左寸动，知其孕也。又见气血俱盛，初胎一、二、三、四月时，六脉洪数，上焦常见热证，唯右尺沉洪而滑，左寸动旺，及三指齐按，则滑而有力，来撞于寸而去撞于尺。又见血盛有孕,右脉大于左脉,而左寸细而有神。又见气血俱热,六脉洪数,而每月经血不止,其初唯据右尺沉滑,左寸动,以知其孕。大约一、二月之孕,常见杂证,多不喜食,甚有昏死频频及如狂者。然所见之证,每日夜间时而证见,似乎病甚,时而证止,全似无病;迨三、四月时,乃多呕吐;五月以后,不呕吐矣。又有素多胃热之妇,孕一、二月即呕。又有肥妇气盛,八、九月时,忽大呕。

旧云胎在右是女,胎在左是男,及左脉大是男,右脉大是女,皆不准。常见右脉大,胎在右者,皆生男。况二、三月之孕,多是右尺沉滑而左尺不及也。

常闻二目下有黑,或嗜青酸水果,或六脉精神爽利,皆主生男。

孕证而认为经闭杂证,皆由少年夫妇,未见未知孕事,或家无姑娣姆嫂,为之即事提点,但觉妻有小恙,便慌乱延医。彼夫妻既不知孕证,医人职司救人,临证实多,凡初孕、久孕并一切胎前诸病,阅之熟矣。且见他医错认孕证为经病,粗心误药而伤胎者屡矣。乃袭谬承讹,草菅人命,罪奚辞欤!

孕证

非病而有证,故曰孕证,不曰孕病。妇人有孕,外见似病之证,且此妇孕证,异乎彼妇孕证。一妇人也有每孕而见证不变者,有前孕之证与后孕之证不同者。孕证误认为病,胎伤且堕,因之变生大病,频频小产,贻误匪小!或有胎才匝月①,医者错认为血热结块,径用寒凉、破血等药,既杀其胎,又伐其血。此妇纵饶不死,尚能经调生子乎?徐灵胎尝著《医学源流论》②,二百年来,医者忽忽悠悠,清夜扪心,司命者固如斯耶!

【注释】

①匝(zā)月:犹满月。匝,满、遍。

②《医学源流论》:该书共收集徐灵胎医学论文一百篇,每论不过千言,但说理深刻,精绝有据,贴切临床,引人深思。

妇人无论气分何病,但得血分无病,经期未愆,即能受孕。或经期少一二日、多一二日,亦能受孕。问得经期初过,忽然患证,亟问其夫数日前果有房事与否?一切伤胎化胎、破血破气之药,断不可用。

经后数日,既有房事,勿论妇患何证,但右尺与左寸沉取有神,八分是孕。常见经后数日,每日妇昏死数次,且不能食,但用安胎方自愈。

孕妇气盛,误用破气之药,胎虽伤而不堕;孕妇血盛,误用破血之药,胎虽伤亦不遽堕。此由妇体壮健初胎之故,届期乃产,且多难产也。

孕妇气盛者,五、六月胎气亦盛。医或误作经闭,混用破气血、化痞块之药,而胎不堕,如系气血俱弱之妇,胎必堕矣。

胎脉初一、二月,右尺沉洪,而无此经热证。所谓热证者,如相火妄动、经血不止、咽痛、舌痛、耳鸣、目赤之类是也。三、四月,右尺、左寸皆沉洪而滑,再以三指齐按,左脉皆沉洪而滑疾男也,右脉皆沉洪而滑缓女也。此时多有临食呕吐,并无他证应此脉也。五月后,两关洪滑,两寸洪滑,或寸、关皆洪滑,或两尺洪滑,难限部位,盖妇有强弱,或兼别病而然。要其沉洪而滑,三指齐按必见也,唯单指各诊有不同耳! 又两手均洪滑者,双胎也。

肥妇脉多沉细,须作六阴诊之。如细而有力,三指齐按而滑者,即胎也。

胎脉之辨，自《内经》始。《素问·阴阳别论》："阴搏阳别，谓之有子。"《素问·平人气象论》又言："妇人手少阴脉动甚者，妊子也。"后世于此多有发挥，也积累了丰富经验，但脉学深奥，难以感知，一如王氏言"孕脉最难辨"。至于辨胎之男女，首见于王叔和《脉经》，谓"妇人妊娠四月，欲知男女法，左疾为男，右疾为女……又法，尺脉左偏大为男，右偏大为女。"《妇科秘要》更是言之凿凿，谓"左手实大是男胎，右手弦洪女孕来，两尺偏大分男女，命门滑实主怀胎。"但争议颇多，质疑不绝，难以为凭。

胎脉夹病脉必有其证

胎脉乃沉洪而滑，流利不滞，非数亦非浮也。数乃热证之脉，浮乃表邪之脉；有热、有邪，自有其证。若前日诊明胎脉，后日复诊，其脉沉洪而滑，新加以数，则有胎热之证矣。或加以两寸浮数，则新受外感，其证皆可问而知。若有结脉，必内有痛处。

胎脉说

脉之动荡，乃呼吸激之而然。孕脉洪而流利者，乃母子两人呼吸相并相激而然也。沉取者，胎在子宫，肾之下也。三月胎，诊于右尺、左寸者，君与相相应也。

书曰：心脉动甚者，有孕。两尺脉旺，与两寸迥别者，亦有孕。若流利带雀啄[①]，乃数月之胎也。盖经闭不得流通，故孕数月后，而脉歇至不匀也。妇无他病，诊此皆准。按雀啄，乃平缓中忽而连来数至，如雀啄物也。常见五月以后胎脉,不皆雀啄,有四至或五至不改者,有兼结者,大小疾徐不匀也。结脉在杂疾,为郁结痛滞等证。雀啄在久病,为死脉;而在孕妇,乃数月后胎动试痛应有之脉也。但虽结与雀啄,而其滑利圆活,俨似流珠。又见八、九月胎脉,三指齐按,觉两关竟似流珠,滑利圆活,唯不坚硬耳!两寸与尺俱细缓,亦无大病。然结与雀啄,虽其应尔,亦宜问其腰、脐、腹、胁有痛酸否?不可忽略!

【注释】

①雀啄:怪脉之一,谓其脉来如鸟雀啄食,止而又作也,见此者为肝绝。但此处所说"雀啄",非指怪脉,乃胎气应急之变也。

病脉似胎脉

有杂病而见孕脉者,须问明月经。若经止一、二月,用药务防其有孕也。若经闭年余,自觉全无胎象,医者细心详问病证,果是经闭,因证施治可也。曾见初胎至十四个月乃产者,由为女胃气旺,嫁后体肥也。

有胎而脉不见

有孕数月,而胎脉不见,此妇气旺故也。宜问明经止之期,但有小疾,而无大证,斟酌施治,勿伤其胎。

有胎而经倒行

有月经倒行①,怀孕后而仍衄者,其人素患血热,况胎在下原,未阻其血上行之路也,然必见有孕脉矣。治宜固气、凉血。凡经倒行者,多有白带。

【注释】

①月经倒行:又名倒经、逆经、经行衄血,即行径时,经血未见,而出现鼻衄,多由肝火犯肺所致。治宜平肝泻热,可用丹栀逍遥散加味治之。

闪跌胎脉有结促

闪跌胎脉,亦沉洪而滑,但加以结促耳! 结则腹痛,促则痛甚。亟须安胎,宜四物加黄芩、知母、杜仲、续断、潞参、白术之类,忌用峻剂热性,转能动血也。若脉促而数,必已下血矣,其胎必堕。亟于前药加阿胶、艾叶等止之。书有成方,皆可选用。

防闪跌

孕妇手不宜高举取物,不宜持重,不宜快走,不宜大哭、大笑、大怒,以及俯仰、疾徐扭身弓腰、上下阶梯、践踏雨后泥苔滑砖,担囊汲水,诸须谨忌! 凡此皆闪跌之由也。

怀孕而房事不节,则胎伤漏堕。即妻强夫弱,未及伤胎,产后儿亦难养。

洋烟①可救胎漏

闪胎漏血,速吸洋烟一二口,最能救危。一日内吸一二次,行之三日,可保不堕。若未下血者,本日吸洋烟数口,即可保胎矣。吾与桂廷铭少尉屡验方也。

①洋烟:可救胎漏,此指香烟。下文中说洋烟"可救胎漏""救危""保不堕""保胎"等,实为谬见。

闪胎之由

藜藿①服劳之妇,及淫女私胎,即积劳闪跌而不坏,或觅方下胎及误药下胎,皆不易堕,乃膏粱孕妇,稍动即漏,医迟即损,何也? 盖彼长于劳苦,少衣少食,夫妻昼奔忙而夜困倦,其心重衣食而淡嗜欲,自有孕以至临盆,无日不在劳苦中也。况今日产子,明日又服劳矣,风且难避,他遑论②耶! 膏粱之妇,嗜欲太过,气血早亏,而子宫冷滑,安佚筋力,肥腻杂积,稍有不慎,立见腰痛、腹重、迟延移时,即下血而堕矣。是宜月月保胎,尤须固气、固血,兼戒嗜欲、节饮食、慎起居。《达生编》③乃其龟鉴④也。

王氏医存

【注释】

①藜藿:藜草与豆叶,泛指粗劣的食物。

②遑论:不必谈及。

③《达生编》:又称《达生篇》,著者署名亟斋居士,真实姓名及生平不详,是清代早期的一部价值颇高的产科专书,书刊行于康熙五十四年(1715 年),后多次重刊。

④龟鉴:龟,龟甲,古时用来占卜;鉴,镜子。比喻有借鉴作用的事物。

伤胎未伤胎脉辨

闪跌下血时,六脉重取细缓而不洪滑,两尺沉弱而无神,乃已小产,无胎也。若六脉不匀而有力,右尺强壮,腹虽疼而胎未伤。

孕妇十月,临盆太早,加以婆妈多般安排,劳苦艰楚,产妇力尽,胎亦气微。若三指沉取而尚洪滑,或细数有力,是其胎未伤也。法须正卧静养,则母子无虞矣。若三指沉取而细弱且迟,两尺无神,是胎死胞中矣。医者万勿张惶,恐使产妇气馁胆虚,则死胎不下,妇亦危矣。务须高声说好,曰母子俱安,权当静养,得使产妇胆壮气盛,速服保产无忧散①,甚者服脱花煎②,霎时胎下,产妇活矣。胞未下者,亦须抚以好语,以壮其胆,依方服药即下。

【注释】

①保产无忧散:出自《普济方》,由酒当归、川芎、白芍、南木香、炒枳壳、乳香、血余炭组成。有催生保产功效,适用于"胎肥气逆,临褥难产"。

②脱花煎:出自《景岳全书》,由当归、肉桂、川芎、牛膝、车前子、红花组成。有祛瘀下胎功效,适用于胎漏、胎动不安、堕胎等属瘀血阻滞者。

小产多因气虚

惯堕胎者,固是初因闪跌,然必幼时常患泄泻,以至气虚,平常多汗,正气愈虚,及嫁而孕,则气不足以摄胎,稍有不慎,遂觉腰痛,随即下血,又数时而胎堕矣。然此幼妇气虚,亦易受胎,故于堕胎愈后,保其月内无他病者,自此天癸无病,不两三月即又受胎矣。若不亟亟医治,则依旧胎堕。法须于前堕之时,用归、芎、杜仲、续断等味,以保全气血,后用八珍、黄芪、杜仲、续断等味,长服无间,但得此胎不堕,则后孕永无堕矣。

男妇俱有六阴脉并六阴胎脉

男、妇本脉俱有六阴,皆主富贵。肥人肉紧,六阴之极,则六脉俱伏,唯三指齐按至骨,方见微动,乃其平脉也。若有一部脉见,单诊之即得者,或细而有力,即此经有病。若细而数,乃热证也;结则有郁、有痛也;可问而参之。男、妇脉六阴皆同论。若妇初孕,则右尺脉见;三月孕,则左寸亦见;此后六部皆渐见矣。但所见皆细滑,非洪滑也。盖本妇乃六阴脉^①常伏不见,所见者,胎中气息之脉耳!若见洪脉,则为热极之证。

【注释】

①六阴脉:有两种解释,一是手足六阴经脉,指经络之名;二是两手寸关尺各部脉象比较沉细,但无病态。此文"六阴脉",指第二种脉象。

四川汪氏种子诀

求嗣乃宗绪大事,若视为采战等法,是自愚也。

夫妻有病不育者,医者治其本病;病愈后,夫保其精,妻调准月经,如法静养,妻宜常食鲫鱼。

妇形质矮、腿短,必肩宽、背厚、臀大,主多生男子。

凡妇人月经至,扣足三十个时辰,经止,此子宫正开,且垂近阴户时也;自经止之时,再扣足三十个时辰,皆能种子时也,此三十时又过之后,子宫收缩而上,不开,若再交媾,则阳虽施而阴闭而不受,但徒淫耳!若于经未止而媾,经血受相火之炙,必妄行而成崩证,间或成胎,虽育不存,弊难尽述。

阴中不暖,则冷而孕,宜用肉桂、蛇床子为细末,炼蜜为丸,如梧子大,临时先用一丸,入于阴中,则阴暖子宫开,能受孕矣。按因病虚弱而阴冷者,此方为妙;若生质寒骨阴冷者,乃根于先天,旧作残疾不育之人,无治法也。今用肉桂、床子^①尚佳。若生而寒骨者,内服暖补命火之药,外用此方,久之必能回天也。若男夫寒骨,但温中补火可也。

夫妻初媾,交而勿动,此刻夫心宜略定片刻,然后缓缓动,迨妇阴精欲泄,立便五气齐至。盖妇之面赤色而热，心气至；目有涎沥，微睨视人，肝气至；娇声低语，口鼻气喘，肺气至；伸舌吮唇，以身偎人，脾气至；玉户开张，琼液流出，肾气至。五气方至，速即转身，夫上妻下，阳精速泄，可成男胎矣。

【注释】

①床子：即蛇床子，正名为寸金草，别名野胡萝卜子。温、苦，有温肾壮阳、燥湿、祛风、杀虫功效，可治疗妇人宫冷不孕，男子阳痿不育。

方书孕育法

诸书谓女宜五气至，男亦宜三气至。阳举，肝气至也；举而坚，肾气至也；坚而热，心气至也。三气不至，则泄精非早即迟，亦难成孕。其不至者，病也。肝抑郁则不能举，肾湿寒则不能坚，心劳倦则不能热也。余按男气亦宜五至，盖肺虚弱则力惫，脾虚弱则速泄也。

应养有五：节欲以养精，慎喜怒以养气，勤动作勿过劳以养力，常假寐以养神，媾时屏除杂念以养心。

男虚痿者，神与气亏，而心不足也。盖阳赖气盛以举，气赖神旺以驭，心定以使之也。劳心则伤神，夜不能眠则神败，劳力则伤气，心力过用则气衰，故假寐、绝念，为养神养心妙法。神与心得养，而气自旺矣。

古种子法，如种子篇，确论种子要旨、求嗣秘诀、毓麟①须知，乃散见于《嵩崖尊生》②等各妇科内者，大约为劳心太过之男、抑郁伤肝之妇而设，多宋以后书。前古因治证时，兼言及之。至称黄帝、彭祖房中之术③，诞谬不足信也。夫男女媾精，万物化生，愚夫愚妇，莫不孕育，禀天地之自然，岂勉强哉！彼劳心太过者，一身阳气上蒸外泄，心不下交于肾，故精冷薄而不孕；抑郁伤肝之妇，经病百端。故先贤为之设法，俾其生育，救世好生之心，实司命之规轴④也。

凡妇人气病而血不病者,皆不碍生育。及其新产一月内,诸旧病皆可乘此医愈。前产月内未愈之病,亦乘后产月内医治;若无后产,病痼终身矣。

妇人月经方止之后,固为种子之期。若其夫前数日,或大酒、大怒,及劳心劳神、夜深不寐,则气血精神疲惫已甚,虽如法行之,亦无济也。凡妇人月经一年十二次,求嗣者早自珍摄!夺牛而耕,殊无谓矣;宋人助长,更可笑也。

【注释】

①毓麟:种子也。

②《嵩崖尊生》:又名《嵩崖尊生全书》,清代景东旸撰于1695年。景日昣,字东旸,号嵩崖,登封县人。这是一本阐释中医理论和临床实践于一体的医学论著,尤其对妇科有许多独到的见解。

③房中之术:又名房中术。此术起于秦汉时期的方士,详于孙思邈《千金方·房中补益篇》。后人又有《素女经》《玉房秘诀》等伪托之书。这些书籍所言,有值得借鉴的合理成分,但也有不少主观臆断之言。

④规轴:圆规之轴,喻规度。

保胎用药宜忌

治胎病,总宜清凉、固气、固血之药。其最忌者,温热、峻补、消克、攻下、发汗、破气、破血、一切毒恶不正之药。即如龟板、鳖甲、穿山甲及奇鱼、怪兽、狗肉、兔肉、煎炒厚味、糟、酒、姜、蒜、胡椒等,均宜禁忌;尤忌芒硝、大黄、半夏、牛膝、刘寄奴、绿豆酒,一切伤胎之物;外忌麝香、冰片、安息香、降香、沉香、迦蓝珠藏香①,一切破气之物。偶一不慎,孕妇与胎百病丛生,危亡立至矣。以药杀人,咎将谁诿②哉?

【注释】

①迦蓝珠藏香:迦蓝,梵语僧伽蓝摩音的略称,这里指佛寺里的藏香。

②谖(huàn):避;逃。

脏躁①

孕妇喜笑怒骂,如见鬼神,非痴狂也,乃脏躁。书有明言,古用十枣汤:红枣十枚,甘草一两,小麦三两。真乃神验。余常用此方,治男妇室女无端而病,如癫如狂者,随手皆应。乃知古人制方神奇,又知脏躁不仅胎病。惜世人误作癫狂邪祟,至使病者不死于病,而死于药、死于医,可叹也!故先医有言,学医先学认证。认证矣,尤须谨于用药。

【注释】

①脏躁:原本作"脏燥",误。脏躁为病名,出自《金匮要略》,原文为"妇人脏躁,喜悲伤欲哭,象如神灵所作,数欠伸,甘麦大枣汤主之。"

割胞浆入儿溺死

胞衣中有气无血,儿在其中,以脐呼吸,故儿脐由胞联于母之子宫命门,得随母之呼吸也。未产之先,儿摺叠胞内;方产之时,儿乃伸手舒足,破衣而出。近日稳婆①,忍心谋财,不但妄言倡说②,惊吓产妇,竟暗以小刀附着指内。口称试胎,其实刀、指并入阴户,但将两指略开,刀已割裂胞衣矣。此时儿尚叠摺未动也,忽而胞裂浆入,灌其口鼻,儿惶急挣抓,难寻出路,立刻溺死胞中,不可产矣。稳婆见妇疼减,诳曰早系死胎,乃用钩搭儿手足,零割而下,居功索谢。

种种残忍，不堪尽述。既杀胞中之儿，并杀昏迷之妇，天理国法，果安在乎？因书所见，以为世戒！

吾邑马稳婆，每次带刀，主人不知禁戒，其胎均被割死，反索重谢，间伤产妇。同治八年秋，邑东一产妇，身受其害，大呼立死。主人齐至，见胎未下，而鲜血满前，亟搜得紫肉一块，乃子宫被割断也。立将稳婆乱棒打死。唤其子来，主人执其所割紫肉责问，其子叩头，愿负母尸回葬。然彼但一命偿人二命耳，其未偿之命尚多也！语云：不有显戮，必有鬼责，地狱重重，殆为此辈设耶！

巫婆带药治妇女病，最误大事。彼因女流不识方药，张其利口，狐媚百端，同为女流，言尤易入，即被治死，亦不相怨。更有扎针、掐揉、送祟、圆光、观香种种邪术，务云避忌外人。其期或七日、廿一日，甚至百日。妇女小病，尚无大害；若系危急大证，不许见人，限期未满，病入膏肓矣。在各男妇，因循玩视，酿害无端；而无知妇女，酖毒自甘，抵死不悟。习俗难移，其信然哉！

【注释】

①稳婆：是旧时民间以替产妇接生为业的人。因历史时期和南北地域及民族文化的不同，而有"隐婆""产婆""收生婆""接生婆""老娘婆"等多种称呼。

②倜（tì）说：此指信口开河，随意诳骗。倜，洒脱、不拘束。

胎前有病产后慎治

凡妇人未孕之前有宿病者，若是气分小恙，乘产后一月内医治可愈；若是气分大病，由新产以至满月，必得良医细心调理，又须家人小心照护，寒暑雨旸，毫不可懈，乃能保全。稍有失误，儿或可生，产妇必危。

《达生编》①《福幼编》②《遂生编》③等书,皆医林之至宝。为家长者,暇日当使识字子弟,庄诵而讲说之,使妇人熟知。又须知两中指顶节之两旁④,非正产时则无脉,不可临盆也;若此处脉跳,腹疼一阵紧一阵,二目乱出金花,乃正产时也,速临盆。

【注释】

①《达生编》:清代函斋居士著,论胎前临产产后调护之法,难产救治之法,平易浅近尽人能晓。

②《福幼编》:清代庄一夔著。论急惊慢惊,有虚实寒热之异,古无成法,时人每以治急惊之法治慢惊,贻误颇众,是书论治疗慢惊当以温补为法。

③《遂生编》:清代庄一夔著,武进县人。庄一夔,字在田。论治痘当温补兼散,治疹宜养血兼散,颇为切要。

④两中指顶节之两旁:指两中指两侧之动脉,妊娠时触之有跳动感,从下至上,每节主三月,三节主九月,至临盆出指端。

产后药谬

近日金陵、安徽一带人家,每值产后,习用高丽参、洋参、益智仁、紫豆蔻、龙眼肉,于大便闭结,辄用大黄、肥皂、蜂蜜为丸,服之多致危殆。习气固然,然依样葫芦,而妄画于产妇,果不知而为之者欤?抑忍心害理而为之者欤?

产后方药宜忌

产后诸方,唯《达生编》最稳,余书瑕疵互见,或尔时对证应用之方,非可概施于人人也。但参、术、桂、附、苓、芍等药,如产病果见,为非此药不可,权宜用之;若一概混用,贻误不小。

一妇年十八岁,体肥,首胎,既产恶露不下,大便闭结,且一日夜昏死复苏者数矣。医用生化汤等方,不应;乃用洗肠丸,即生军、大皂角炭,蜜丸者也,灌下二钱,便利、昏止;速用生化汤、童便等味,恶露续下。后患腹疼、虚寒等证,医之年余始愈,遂不再孕。此盖败血冲心,书所谓死证也。夫以幼年体肥之妇,首产恶露不下,必其平日多痰使然。大便结者,非实热之闭,乃前数日劳顿气乏,力难运送,兼以痰逆迷阻故也。观用洗肠丸二钱,即得便利,可思矣。其不危者,幼壮也。其久病不孕者,子宫损也。近又一幼妇,体瘦,平日白带淹缠失治。及首产,大便闭,恶露不下,医用肥皂、大黄,蜜丸与服,便利、露稍下,而昏迷不已,又八日矣。时值七月,产室疏豁,不知御风,虽连与生化汤,而昏烦不愈,且周身发疹。非疹也,乃败血瘀滞所化也。又数日而危。

王氏医存

结胎不等

大约双胎、三胎,皆由夫妻气血俱盛,故连索而成。观于花木,有连萼并蒂,麦有三穗、四穗不等。此地气盛,则生植蕃,人气血盛亦然。《内经》无此脉,酌而诊之可也。又有儿形不完,半阴半阳,奇形异状,独卵、三卵、无肛、无腿、缺唇、骈胁、六指、三足,书传所载,不一而足,虽博物者,亦不能详。夫和气致祥,乖气致戾,宇宙间怪怪奇奇,固非可以情理测也。

月家病

俗云月家病者,因新产未满一月,男女媾而成疾也。其证经闭,或成新孕,或成血块,妇晚夜发热,腹疼;变证多虚,久则咳喀、骨瘦、面红、颧热,到七、八月后,咳吐腥块,即不食死矣。大约三月以前,犹可医治。妇身壮者,先破瘀滞,正宜用下胎药也;少愈,亟补气血。妇身弱者,宜先补中气,兼用行血之药;数剂后,亟破其瘀,略兼固气;瘀血既去,即峻补气血可也。至于经闭之证不同,宜略仿此法,书有成方,不及具述。

婆子治月家病

一妇患月家病三月矣。婆妈以火罐熨其阴,又按摩脐下,既卸罐,得下瘀血,医药遂愈。观于此,则治此病者,宜用下胎、化胎方药可思矣。但取平平攻消药,必不应也。

杨梅愈后须第四胎可存

旧患杨梅毒^①者,业经医愈。此后产子,初胎无皮,次胎微皮,三胎虽有皮,周身似加白膜一层,此儿皆不存也,及至四胎,或有存者。

【注释】

①杨梅毒:又名杨梅疮、杨梅疔,是由不洁性交感染梅毒所致的一种具有传染性的皮肤病。其症状为:初期疮小而干,色红作痒,状如棉籽,渐久则实硬,如杨梅子状,湿而

后烂,小便淋涩,筋骨疼痛。

乳儿受提挈等苦家长当预为照料

婴儿筋骨嫩脆,既不能言,一任抱提之人以为苦乐。若使卤莽孟浪者领之,儿之跌撞尚小,其被猛扯顿拉之,伤苦在心,而人不知,有积久成疾者矣。

儿一二岁时,憨嬉跳舞,是其本性;拘坐则伤脊骨,尤损天柱[1]。比及成人,探头弓腰,转成笨伯[2]。近日蒙师,矜言[3]学规,天地元黄,文公家礼,一窍未通,五体皆病。庸师误人,与庸医等,是可叹也!又膏粱之家,婴儿肉食,生冷不忌,爱之乎?抑害之耶?请慎思之!

小儿皮肤嫩薄,为父母者,知御其寒,而夏热皆不知所避。或知避矣,动以羽扇搧之,或已无热,扇风不止,及儿发热为病,未审其因。故古人治伏暑,与治伤寒病略同。

隙间风、簷下风、门风,人皆知畏而避之。每见媪[4]母携儿置此,名曰纳凉,适以中风,切戒切戒!夏月冷地坐卧者,皆大病;置儿冷地,尤非所宜。冬月儿屎尿于襁褓[5]中,终日冰冷,呆妇必到夜时方与解换,甚至皮破肌烂,彼但用灶心黄土敷之而已。

王氏医存

【注释】

①天柱:一指天柱穴,二指颈骨。此处指颈骨。

②笨伯:是指身体肥大、行动不灵巧的人,泛指愚笨者。

③矜言:矜,有三种含义,一是怜悯,二是自夸,三是拘谨。此处指拘谨,说话要谨慎。

④媪(ǎo):年老的妇女。

⑤襁褓:包裹婴儿的被子或带子。

小儿虚寒证治

小儿伤于杂食,腹痛作泻,治愈屡发,日久脾胃虚弱,面白、唇白,或两颊微红,并无精神,非寻常治痢方能愈也。法依《福幼编》用肉桂、附子、炮姜、胡椒、丁香、灶心土等药,数剂泻止;次加用四君子汤、八味地黄汤,乃可保全。凡治小儿一切虚弱病,皆宜如此。

予次子六岁,肥壮,夏往外家,戚众垂爱,果物盈腹,月余泻死。

予四岁时,戚众见爱,果物盈口,久而骨立、腹大、时刻痛哭。两兄每为吸曲池见血,痛稍稍止。先君抱向日光,见面多白点,曰是虫证也。用苦楝根等药,一服虫下,五六寸长者数十条,愈后峻补脾胃,杜绝杂食,每日服乳外,晨、午食粥若干,夜睡醒先慈按摩脐腹百下。七岁尚禁肉食,十三岁尚禁夕餐。稍长,冬夏常患泄泻。因书以为世戒!

有谓鸟由面交,故口利;兽由背交,故口呆。哑儿亦因背交而然,其说近是。观乌鸦由背交而口呆,猩猩由面交而口利,其理益明。嗜淫之人,斜横颠倒取乐,产难等证,或以此也夫!

又谓孕妇食兔,生儿缺唇;食鳖,生儿半阴半阳;形气所感也。尝见孕妇嗜食辛热,儿患胎热;孕妇惊惶,儿患急惊:亦同气相感也。

卷十二

卷十三

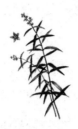

洋烟伤元气与诸病不同

有瘾者之苦楚,非无瘾者所知。昌身受其害,特略言之

人之元气,动而生阳,偏于动,则阳极化热;静而生阴,偏于静,则阴极化寒。化热则生燥火诸病,化寒则生湿寒诸病。昔唯酒色财气伤人元气,今又伤于洋烟矣。元气在身,如日月之转,自子初至亥末恰轮全周,自然而然,同于天度。天唯运行不息乃健,气唯运行不息乃生,其机一停则立毁。《内经》《难经》言之详矣。洋烟入口,一身气血皆受抑遏,不能顺利,津液受燥而涸,上无济火之物,炎蒸而头晕,下无生水之力,火郁而便热。凡口渴、胸烦、尿赤、粪结,皆燥与火所为也。而人习而好之者,因周身卫气被其牵引,倦者不倦,乏者不乏,陡然爽快,疑为精神长也。久则津液皆涸,肌肉不润,筋骨不泽,皮毛不华,总由胃燥、脾湿变生诸病。人但知在上作痰,在下作结,不知为病殊多,并不同于无瘾者之病也。

洋烟味苦,性涩,臭香。苦则助火,涩则凝血,香则散气,与各血相反,犯之者死。

凡诊烟瘾者病,须知其病皆有所兼。如兼痰、兼湿、兼食积虫积之类。或胸有停饮,募原有水、有食、有痰者,其证不等。且无病吸烟成瘾。与有病吸烟成瘾者,均宜分别。

燥非火也,内外津液皆涸,口渴喜饮,胸热烦杂,爱食水果冷物。法宜养阴生津,不可作实热证治。

尿赤热,小肠、膀胱燥也;粪结,大肠燥也;口干苦黏,胃燥也;鼻干、毛折,肺燥也;耳鸣,肾燥也;目干、爪枯,肝燥也;不眠、胸烦,心与膻中燥也;睡熟猛惊,胆燥也;唇干、舌本干、肌肤瘦,脾燥也。

爱香甜者,脾胃虚弱,思其同类相助也。恶膻酸者,土虚畏木克也。

凡人病泄痢,以其脾湿而有积滞也。瘾者泄痢,乃元气耗竭,阳不上升,阴从下注,加冷食杂积,淤腐于肠胃之中。初时元气未竭,兼受烟之涩滞,故便结不泄;今元气久虚,提摄全无,脾湿下陷,因而成痢。其脉象、证候,与众略同;其病之原,与众大异。众痢新病,宜重用归、芍润下;久病,宜消补兼施。烟痢新病,即宜渗湿固脾,扶助元阳;若久痢而行脱神败,面色晦暗,阴臀无肉,不日即危。

瘾病药有不宜

瘾病误用桂、附,则上下生热,或大汗不止;误服大黄、芒硝,则泻脱;误服羌活、麻黄,则汗脱;误服半夏,痰未化而烦躁生;误服香散药,防破气而不能食;误服消导药,防大泄而不能食。

瘾伤何经,各有见证。伤肺者,喷嚏;伤心者,汗出;伤脾者,倦卧;伤肝者,泪流;伤肾者,腰痛、精滑。

治瘾者病要法

有烟瘾者,食后即侧卧吸烟,知其胃脘停食也;瘾过半,口干而饮茶水,旋又侧卧吸烟,知其胸间停水也。

爱食水果生冷,腹中多湿寒也。烟火作热,因燥化痰而伤肺;寒食作积,夹湿成滞而伤脾。渗湿、化痰、润燥、消积、固肺、健脾,乃治瘾者要法。

瘾者不染瘟疫。盖瘟疫邪气,由鼻孔入膜原;洋烟香烈,亦在鼻孔膜原,足以御之也。

瘾者上焦皆燥痰,中焦皆积滞,下焦皆寒湿。其热在腑,其虚在脏。瘾将至而未吸烟,其脉各见应有病象;若瘾既至,烟既吸,皆脉证不符矣。

瘾者之脉,以缓而无力为平,原为烟所凝滞也。

因病吸烟成瘾者,瘾至而吸迟,则原病见证。盖病因烟愈,根株仍在,吸迟则证见也。有因倦吸烟成瘾者,吸迟则思卧;有因好色吸烟成瘾者,吸迟则精滑。总之,因何成瘾,瘾来则原因皆见,此乃本病。若新受外感、内伤,为其标病,医者治标病,要须问明本病,以兼理之。

瘾将至而未吸烟者,何部脉偏强,则此经有实与热矣;何部脉偏弱,则此经有虚与寒矣。浮则病在表、在腑;沉则病在里、在脏。又须晨起诊之尤妙。

鼻烟水烟旱烟洋烟皆能为病

古有淡巴菰①,即今之烟草。《本草纲目》有阿芙蓉②,即今之洋烟,谓能起死回生。每以二三厘,开水冲服,可救将危之证。昔年之烟草,但作旱烟,后乃作水烟。吸受伤者,皆胸燥而生痰。医知治痰而不愈者,只知其为痰,不知其痰生于燥也。洋烟古以为药物,故人无瘾,斯无治法;今为日用常食之物,遂致成瘾,受其害者,几遍满大千③矣。医者当审其所伤,分立治法。又见吸鼻烟太过者,每患鼻渊,依方治之多不效。盖鼻烟伤脑,非寻常鼻渊④也。

【注释】

①淡巴菰:清代王士禛《香祖笔记》载:"吕宋国所产烟草,本名淡巴菰,又名金丝薰。"亦作"淡巴姑""淡巴苽"。

②阿芙蓉:即鸦片,又叫阿片,俗称大烟,唐代阿拉伯鸦片被称为"阿芙蓉"。源于罂粟植物蒴果,其所含主要生物碱是吗啡。

③大千:即大千世界,佛教用语,世界的千倍谓小千世界,小千世界的千倍谓中千世界,中千世界的千倍谓大千世界。后指广大无边的世界。

④鼻渊:是指鼻流浊涕,如泉下渗,量多不止为主要特征的鼻病。

治瘾病宜达膜原①

性急之人,吸烟则变为迟缓,知其受涩伤也。盖烟力迅烈,片刻能走周身,最涩精神。人之胸膜,乃卫气门户。烟一入口,与卫气激撞,卫气猛被抑遏,遭其滞留,蒸腾扬沸,晕而似爽。故阳气受涩,则化为燥热;津液受燥,则灼成痰涎,填塞胸膜。故吸烟之后,六脉皆弦,缘由膜原串入腠理故也。善治瘾病者,均宜加用达膜原、润胸臆之药。其有兼病者,若吐血、盗汗,则兼痨与脱;麻木,则兼风湿;若腹疼而面有白点,则兼虫。

【注释】

①膜原:又名募原,《素问·举痛论》云:"寒气客于肠胃之间,膜原之下。"王冰注:"膜,谓隔间之膜;原,谓膈肓之原。"后人解释为"腹脊之前肠胃后"。温病学家辨证为半表半里之位。

戒烟须先治其本病

凡欲戒烟,须先治愈其本有之病,俟气血足,然后立方以戒烟。若不先治其病,而顿然戒烟,定生大病。盖无瘾之人,卫气自充于腠理,中气自升于中宫;有瘾之人,其气久遭烟之提涩,即赖烟为助力,若偶而不吸,则卫气之力不足充于腠理,中气之力不足升于中宫矣。故其凡病忌开腠理,开则汗出不易收;忌攻脾胃,攻则便泻不易止。

治瘾者病须先防脱

素受烟伤,与虚弱同体。凡有感冒,则郁热在胸,不爱吸烟,亦犹无瘾人,感冒则不爱吸水烟、旱烟,同是肺窍塞也。盖瘾者,凡病连一二日不能吸烟,元气定不能支,或汗不止,或泻不止,或遗精,即是脱烟。但知治病,药皆不应。至其人久患杂疾,不能吸烟,甚至力乏而吸不能入,医益棘手矣。

虚人强戒烟而患病,与贫人烟不足者同。每治其病,皆兼治脱烟。

治瘾者病以问为先

瘾者延医,常于吸烟后,故脉浮数而弦,与证多不符,须以问为先,问得本病与诸兼病,因乃有下手处。盖未吸烟时,气滞血凝,面色淡白而青,声音迟钝,精神倦怠;迨其吸烟之后,一切改观。故望、闻与脉不足据也,先之以问,病无遁情矣。

解嘈呕

洋烟、人参二味,凡服过剂者,心嘈作呕,用萝卜汁、梨汁、绿豆汁等味,皆可解。盖燥在膜原也。

烟伤宜辨

烟所产处,今分中华、外洋。中华所产,又分各省,然皆罂粟之液。奸商猾贾^①，参以杂料，广人又参以杂药，然则吸而成瘾者，岂仅罂粟一味之毒哉！杂料、杂药，其毒恐更甚罂粟也。

【注释】

　　①猾贾(gǔ)：猾贾，指狡猾的商人。猾，狡猾；贾，商人。

吞烟者胃热盛

　　凡吞烟泡、烟灰与生烟土者，一入肠胃，与盐菜饮食相参，烟固受盐之制，而胃之燥热亦因之而盛。治宜兼清润肠胃为要。

脱烟

　　凡瘾者，病时不能食烟。其初，左三脉弱，右三脉强，即脱烟也。其证必略能食粥，胸似结，而舌无苔，口不苦，而汗常出，甚则便泻不止，右关盛，而口渴喜饮热不喜饮冷，左关弱，而耳反聋。盖汗乃上脱，泻乃下脱也。右脉盛、口渴、食粥者，肠胃燥也。饮热不饮冷、舌无苔，非实火也。耳聋、口不苦，胆无热而胃中燥痰闭之也。治法亟用上好烟泡一粒，开水化服；每剂药中再加烟泡一粒，较为妥当。若但吸烟，服药则功缓，且气弱之人，烟亦未吸入内耳！若病日久，六脉不全，或二手无脉，皆难救矣。

　　六味地黄丸，非古制也。宜于小儿者，为能滑肠去积，不伤正气也。然戒烟之方，正宜用此。盖瘾者皆有积滞，非可攻下；皆有燥热，非可寒凉。此方润燥滑肠，而无害于正气。欲戒烟者，宜量其体之强弱、瘾之大小、有何杂病，以此方斟酌加减以戒之，胜于奇丹异散矣。至若治瘾者之病，妄用熟地补虚，必致肿、泻而危。

　　方药未达，圣人不敢轻尝。今以远道之膏、丹、丸、散，妄云神方秘授，并不令人知其药品为何，票写一药能治百病。人多不惜重价购取，即服之受损，亦自云病重，全不咎药。而于延医处方，则求全责备，偶经自误，移怨医人。何贵耳贱目至是耶？尤可怪者，戒瘾之方，动称仙传，务索昂价，瘾者甘受其愚。偶有服其药而瘾愈者，皆少壮瘾浅无病之人；若系身弱多病，即因此而危甚。有服其药未数日即肚痛、汗、泻而死，病者更不归咎于秘方。何也？盖瘾有大小、久暂、贫富之不同，既由逐渐而成，理宜逐渐而戒。苟佫伺一药，概曰仙传，卖药者唯知渔利，而服药者自轻性命，是可哀也！

治痰法

语云：见痰治痰，是为下工。烟瘾之痰，为变多端，均以清热、润燥、生津液为上，不必专恃化痰方也。

脉证常象

凡瘾者，脉多左弱右强、左沉右浮。左弱者，气伤而虚也；沉者，阳滞而陷于阴也。右强非健，津液不足而胃燥肺热也；浮非风，津液被灼而化痰也。故壮人吸烟，即成弱人，气伤阳陷故也；肥人吸烟，即成瘦人，脾胃干涸，不生肌肉，肺液成痰，无以华表故也。

洋烟治病

痔漏、脱肛，服药难愈，竟多吸洋烟而愈，但成瘾后不能戒烟矣。未识医者于丸散内，加洋烟少许，亦能治痔漏等证否耶？

卷十四

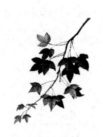

乳疮治法

乳疮不问上三囊下三囊、未破已破、左右相串等类,始终敷药,以葱根、马粪为妙,即用他方,亦须加此二物。至于服药,在产后未满月者,仍依生化汤等方。既满月后,身作热者,宜发散表邪;无表邪者,宜解瘀滞;已破者,宜和气血。都忌毒物,并忌温补、凉泻。

鱼口女疝不同

鱼口便毒[①],乃跃足时,前腿未用力,胯下被闪,淤气成核。初如豆大,继则大如白果,形长而软,行坐皆痛,四五日大如鸡子矣。有谓因交媾而得者,非也。治宜行水、利关节、化痰。又妇人两胯忽生软核,如鸡子大,兼之脐旁引痛者,乃女疝也,非鱼口便毒。用四物加治疝药。

按:鱼口便毒初起,宜小柴胡汤加四苓、川牛膝、白芥子;若长大者,用鸡蛋一枚,入斑蝥(去头足翅)一粒,烧食,可消。外敷宜麝香。又友人焦献廷方,用公猪胆汁,轻者一枚,重者二枚,加红糖和服,得泻去停淤,立消。此方不伤正气,最妙。

【注释】

①鱼口便毒:明代陈实功《外科正宗·鱼口便毒论》云:"夫鱼便者,左为鱼口,右为便毒,总皆精血交错,生于两胯合缝之间结肿是也。"而《中医百病名源考》云:"今之所

谓便毒者,乃明清以来称人大腿根缝结肿疮毒之病名。"又云:"陈氏以两胯合缝间之结肿,左为鱼口、右为便毒者,误也。其盖不知便毒者本初期结肿之称,而鱼口者乃日久破溃之名也。故左右皆可以其结肿而称便毒,亦皆可以其破溃而谓鱼口。"与西医性病性淋巴肉芽肿相合。

诸疮

诸疮初起,嚼盐或嚼芒硝涂之,日数次,即消。疮痒者,唾涎调白矾之涂之,亦消。外盖膏药自愈。

疮三日后,欲成未成者,搽四妙散,膏药盖之,内服败毒散、仙方活命饮等方,亦妙。

四妙散方:麝香、蟾酥、朱砂、雄黄共研细末,收固。统法疮毒。

凡疮初破,皆脓水正多,宜薄摊膏油贴之。一日夜须十余换。换膏时,勿当风。数日后,脓水少,换膏亦少。至脓尽水干,用四妙散加制乳香、制没药搽之,膏药盖之。有脓仍换,无脓则不复换。一二日,红肉长平矣。膏药听其自落可也。始终忌浴洗,恐受水、受风也。贴膏数换者,因膏油被脓水沾濡,不换则疮外周生痒子,延烂愈大矣。

按:毛发内疮,须剪去毛发,贴膏搽药,以免粘疼。若不贴膏,不第恶蝇、毒蚊横遭毒口,即小受风邪,反增剧痛。

阳分痈疖破后宜红升丹[①]

凡阳痈,皆初起即红、肿、疼。疮破后,俟恶水尽、脓欲稠时,用红升丹加制乳香、制没药、四妙散,六七日即能全愈矣。

先慈七十一岁时,夏患搭背,大四寸。予归视时,疮破如蜂窝矣。惊问所由,妻曰:每日在桃林内乘凉,患痱子愈后,忽患此疮。乃悟痱子结聚成毒也。遂手炼红升丹[1],加前药搽之,盖以洞天鲜草膏,疼楚立止,十七日而愈。因悟今之疡科,谬执《外科正宗》以治疮肿,所谓刻舟求剑,承讹不悟者也。

【注释】

①红升丹:由水银、硝石、白矾等制成,主治恶疮,见疮口坚硬、肉暗紫黑或有脓不净。

卷十四

阴疽

疽疮乃虚弱已极,元气熏蒸不到之处,湿滞寒凝,积久而成。已为废肉,不疼、不肿、不红,唯酸而麻木者,因与好肉相连也。辨证处方,王宏绪《活人全生集》[1]尤详。诚疡科之宝筏[2],医室之神灯,学者当瓣香[3]奉之。

【注释】

①王宏绪《活人全生集》:王宏续,应为王洪绪,名维德,别号林屋散人,清代外科学家。江苏吴江人。祖传外科,他自幼继承祖业,后兼通内、妇、儿科,尤以外科闻名,著《外科证治全生集》,重视辨证论治,强调全身症状在辨证上的诊断意义。除外治法外,亦重视应用内消法,常用阳和汤、醒消丸等,至今仍有实用价值。

②宝筏:佛教语,比喻引导众生渡过苦海到达彼岸的佛法。

③瓣香:犹言一瓣香,即一炷香,佛教语。用点燃的一炷香表达心中的虔诚。多用来表示对老师的崇敬之情。

宜忌

天柱乃脆骨,中空,系督脉上界。凡病初愈,忌梳剃者,天柱劳则病复也。

对口疽之危险,亦以此。

《金鉴》①红升丹、白降丹,皆治痈毒、火疖之圣药,然不可治疽与瘰疬②、瘿瘤③、痰核④等疮。白降丹须用有红砒者佳。凡痈毒初起三寸大者,只用白降丹三厘,以净笔蘸清水粘丹涂疮,全到而止,勿涂好皮也。不时觉疼,疼止则疮皮起一大水泡,刺破水去而疮愈矣。再以膏盖之以御风。红、白二丹,若误用于阴疽,必烂危矣。

凡阳分疮破后,忌服攻伐克泻,亦忌早补。

诸疮及刀伤、跌打伤,医将愈矣。一经房室不谨,立时作痛,一日色坏,次日溃烂。壮而守戒,或可复愈;弱人复愈者少。

妇人刀伤诸疮将愈,忽值行经,疮必疼。用四物加柴胡。

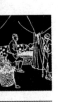

【注释】

①《金鉴》:即《医宗金鉴》。

②瘰疬:病名,又名鼠瘘、老鼠疮、疬子颈等。结于颈项、腋、胯之间,小者为瘰,大者为疬。多因肺肾阴虚,肝气久郁,虚火内灼,炼液为痰,或受风火邪毒所致。

③瘿瘤:病名,又名大脖子病。《说文解字》谓:"瘿,颈瘤也。"《圣济总录》有五瘿,为石瘿、泥瘿、劳瘿、忧瘿、气瘿。发病与水土有关。现代医学多指甲状腺肿大等疾患。

④痰核:病名,见《医学入门》。多因脾虚不运,痰湿流注于皮下而生。大小不一,多少不等,不硬不痛,无红无热,推之可移,多生于颈项、下颌、四肢、背部等。生于身体上部的多夹风热,生于身体下部的多夹湿热,治以健脾化痰散结,以二陈汤化裁。

食后察病防毒

食后腹鸣、脐疼者,欲泻也;胀,乃虚气。

食后神倦,稍眠,起而头微痛者,欲作疟也。

夏秋胸无烦热,食后呕吐,食中有死蝇虫物也。

面红不痛,或腹疼,诸药不愈,中毒也。问所嗜食者,设法解之。身生斑点,红而不疼者,虫毒也。依方解各虫毒者治之。

昔有面红,久医不愈,缘嗜食鸽;其鸽于麦时食半夏,中此毒也。服姜而愈。又有食蛇而身生蛇甲者,服雄黄而愈。咸丰十年,豫省酒馆数人食鲜蘑菇,呕吐、腹疼死。官验蘑菇生处,下有蛇数十条。

牛马病死者,其肉食之,生疔毒、走痪。其肉落地黏土,食之同毒。

咸丰二年,一回人夕食牛肉,一饭未竟,而左龈生痒子,如胡椒大,搔之,忽疼麻至口角,言语不便。此走痪也。视之乃一分粗之红线,延至口角。立研白矾一两,冷水冲服。又针痪及口角线头各出血,搽四妙散,盖以膏药,又服荆防败毒散一剂,取汗而愈。

诸食物宜忌及解毒方,唯《验方新编》最详。

洋烟与人血、臭虫血、各血皆相反。粤省有案。

按:南方瘴气最多,香瘴尤厉。土人嚼槟榔、石灰,或吸洋烟以御之。盖毒气染人,由鼻入脑,不仅中于膜原也。北方无瘴气,而寒气殊烈。寒气感人,亦由鼻入脑,故用药擂鼻取嚏多愈者。或鼻烟亦可。苟用者不节,不但鼻受烟伤,反令鼻窍常开,风寒不且易入乎?

气滞血凝

皮生粉子、肉核、痰核、肉刺等,皆卫气滞;痔漏等疮,皆营血凝。八味地黄丸加阳和汤皆妙。

五厥五绝

五厥[①]、五绝[②]之证,诸《急救良方》[③]与《洗冤录》[④]等书,治法俱详。皆系气闭，然五厥乃内有所阻而闭其气，五绝乃外有所遏而闭其气。若其身尚温，未经三泄者，犹可回生。治五厥当用八珍汤为主，加宣通经络之药；治五绝当以宣通经络为主，加活血养气之药。三泄者，汗出、粪下、尿撒也。乘其未泄，速以法固之，勿令其泄。再速将药为细末，加姜汤灌之，无姜用酒或新热童便，或新热人尿，或新热乳汁，皆可灌，亦可和药。

又跌打气闭，身温，未三泄者，亦当用人尿、童便灌之，若得气回，方书有治法。又服白砂糖水，胜于山羊血。

凡外科急救，各有必效成方，宜预修合，乃能临时应手。

【注释】

①五厥：厥者，气血逆乱也。由于气血阴阳不相顺接而致突然昏仆，不省人事，或伴有四肢逆冷的一类疾病。一般有气厥、血厥、痰厥、食厥、热厥之分，但后世分类更多。

②五绝：《中藏经》把心绝、肝绝、脾绝、肾绝、肺绝合称五绝；《医学心悟》中五绝为自缢、摧压、溺水、魇魅、服毒。

③《急救良方》：明代张时彻著。分三十九门，专为荒村僻壤，不谙医术者设。故取药易求，方剂简易，不堪推求脉证也。

④《洗冤录》：又称《洗冤集录》，宋代宋慈著。原书十余卷，明以后只有四卷本流传。书中比较系统地总结了宋代以前的法医学的成就，介绍了法医检验、鉴别中毒、急救措施，以及有关解剖、病理、正骨、外科手术等内容。

王氏医存

烧炼升丹降丹法①

烧二丹法《金鉴》俱载，唯未详琐细工候，致难成丹，兹特附入。

◎红升丹

水银一两、火硝一两、明白矾一两、朱砂三钱、明雄黄三钱，先各为末，再共合细研，至水银不见星为度。

阳城灵药罐^②一对，用小火烤之，渐用大火烤透，乃能不破。口小为公罐，口大为母罐。

将药共入公罐内，上用母罐合之，用盐水和赤石脂为泥。封固其口，不可有一丝之缝。晾干，再以炭烤其口，泥若有缝，再以此泥密封之。晾干，再烤，以不走气为度。以铁丝绊其四耳。

有用马毛和泥糊罐外者，烧之无缝。若他毛皆有缝走气，此系糊罐，使厚用之，封口不用毛泥。

无风晴天，干净之地，于此地用大钉三根；擂下约可架罐，而罐底去地二寸为式，将罐架上，实罐在下，空罐在上，再用烤过厚砖半块，压于上罐之底。

另将木炭，各打成四寸之段，另炉烧红，听用。

旁用净几，焚尺长线香一炷，或一人、二人为之，不许多人乱哗乱走及大言大笑，不许步响，不许有声震动，皆防罐口走气，气走则丹无矣。

先用红炭二段，入下罐底，俟香烬二寸，于罐底周围平加红炭一层；俟香又烬二寸，又平加红炭一层，渐渐加齐下罐之口为止，不再加炭；俟换三炷香烬，漫漫去火，勿动罐子；俟冷定，轻轻取过，横放几上，去泥开罐，以竹簪刮丹，瓷瓶收固。

忌用扇。用扇之处，丹成白色。又预备前泥，见有走气处，亟小心补涂之。

无此罐，即选内有黝子之罐两个，一口大，一口小，以便可套，如前烤用。

又法用后瓷碗，烤法如前。用小铁锅，总要锅圆、碗圆，乃不走气。将药入锅，碗盖之，泥封如法，晾干，以石膏三斤，为末炒熟，以二斤铺于碗四围，以烧砖压碗底，炉上支稳，加炭同前。若见有走气处，以石膏末扪之，不可捺动。大约红炭须一斤，俟三炷香烬，红炭化完，冷定，轻手扫下石膏，开口，揭碗，取丹。

◎白降丹

水银一两、火硝二两、明白矾三两、绿皂矾一两、青盐一两、白砒一两或五钱（不可无此）、宫硼砂五钱、朱砂三钱、明雄黄三钱、黑铅一两。

先将铅入铁勺，火上化熔，离火，入水银，冷定取下，即可粉矣。研为细末。

朱砂、雄黄、白砒、硼砂，亦共研为细末。

再合诸药,共研细末。

将公罐放炭火上,续续下药,以竹箸搅之,药尽化溶,渐搅渐稠渐干,以白烟飞尽为度。又以箸将药摊抹于罐中,务使罐底以至周围贴实粘匀。药既干不再化,起罐离火,则覆罐受火,药乃不坠,此名坐胎。若白烟未尽,或粘药不匀,则覆罐加火,药即坠矣。炼此丹,以善坐胎为工。

又以空母罐在下,实公罐在上,套合,铁丝绊耳,加盐水和赤石脂为泥,封固其口,阴干,再夹红炭烤其口泥,使无潮湿及罅缝。

于净地挖坑,内置净水一盂,将母罐半坐于水内,勿使水浸封口之泥,又用净砖瓦,由罐之周围盖密此坑,以平下罐之口为止;上罐四面立放薄砖四片,空间又放碎砖四块,以便架炭也。砖勿挨罐。

水碗、净箸、线香、香炉、红炭炉俱备。先用红透炭两节,加于上罐之顶,俟香烬二寸,又加红炭一层于罐顶、周围;俟香又烬二寸,又加红炭。须轻手不响为妙。

见炭有化尽露罐之处,速即轻轻补红炭一节。炭有黑者,速换红炭。

见罐口有走气之处,速即轻手以泥补固。

俟三炷香烬,轻手渐渐去炭。

俟冷定,轻手扫净炭灰,轻手取起双罐,正放几上,轻手刮吹口泥,开去上罐,丹在下罐,如雪如银矣。此因罐中无潮降,得干丹;若罐中有潮,则丹下皆水。故取罐时仍正放,不可平放也。

此丹用之最疼勿论。丹有水,且勿取出,须加入生石膏为末一两,拌匀丹中,另以盏盖罐口,置炉上,以小火煅一炷香时,取过冷定,刮丹收固,名回生法,用之可减其痛。

《医宗金鉴》用生半夏为末,兑入用之,亦减疼之法。

【注释】

①烧炼升丹降丹法:此标题原本无,今据目录补。

②阳城灵药罐:阳城发明生产的灵药罐(又名升药罐),质地优良,是当时炼丹升药的珍品。

治痈用升丹各法①

◎痈溃初破,出脓恶水正多,用药方

巴豆仁研末,将净砖二片,烧红,乘热铺末于此砖上,速以彼砖夹之,冷定,开砖取药,则油既净,而成黑末。每用少许,搽于疮口,贴以膏药,一日数次,连搽数日,提尽恶水。此方亦可加四妙散。

◎痈溃后,恶水去尽,成稀脓,疮口烂肉未去,用药方

红升丹一分,四妙散一钱,共研匀,每以少许搽于疮口,贴以膏药,一日数次,连搽三二日,则腐肉尽去而红肉生,稀脓变为稠脓矣。

◎痈溃后,毒尽愈,生红鲜嫩肉,出稠脓,如顽痰,如胶条,用药方

红升丹三钱、制滴乳香一两、制明没药五钱、血竭五钱、儿茶五钱、朱砂二钱、明雄二钱、麝香五分,共研细末,每以少许搽于疮口,贴以膏药,一日二三次,连搽数日,则肉平愈矣。再贴膏药一张,不换,俟疮口皮老为止。此方若药不全,即用红升丹、四妙散。

既溃之疮,见膏药脓湿,即另换,每日须数换。

【注释】

①治痈用升丹各法:此标题原本无,今据目录补。

养丹二法①

丹太久,则走却水银而不效,故用养丹法。

◎养升丹法

鸡似有病，而食粒如常，其肝有黄，取此肝晒干，置红升丹中，则水银不走。

◎养降丹法

用赤小豆为末，加水打为稠糊，将丹和匀，作条如箸，阴干勿晒也。又用秫杆去穰，或细竹管去节，夹而收之。然不可用手，粘手则疼破皮。

此丹唯用阳城罐得成。又有无罐而急需丹者，用粗瓷碗，如法坐胎讫，覆于铁片之上，盐泥封口，将红炭渐渐由碗顶烧加而下，名渴骥奔泉。又有将碗覆于石上烧之，名猛虎下山。皆求急法也。其下铁石，亦设法坐于水上为妙，否则坐于湿地亦可。凡烧丹之罐子、锅、碗等器，用讫须净纸包固，高置，最忌秽污、潮湿、妇人等类。若不洁净，下次烧之必坏。

【注释】

①养丹二法：此标题原本无，今据目录补。

卷十五

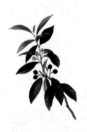

汗下相因

表邪初感，无汗而大便结者，发得汗出，大便自利。又日久里热盛，舌苔黄黑，大便结而汗不出者，下得粪出，汗亦自解。

虚弱人表证日久勿再散

膏粱人、虚弱人，感冒十余日，而身热、鼻塞、头疼、肢冷、痰咳之类未愈者，乃气血郁滞也。但宜宣郁开滞自愈，不可再散。

诸证忌用之药

自胸至头，凡有热、有痰、有风、有疼等证，皆忌用温补，升敛之药。

失血、患目、患疮三病，皆忌虎骨。误用则病甚。

有郁者，忌涩滞、热升之药。内外有疼处者，及持戒茹素者，同忌。

二便有热者，皆忌温升、涩补之药。

大便润或泻者，忌滑湿、下降之药。

滑精、梦遗、白浊、下淋者，忌兴阳、助湿、下降之药。

虚人有表邪者，于固本药中，略加理气行滞之品，得微汗邪即去矣。或有积滞，唯于消解药中，重用健脾、理胃之药，胃气充，食即化矣。

毛孔不闭者，忌麻黄、川芎、羌活、荆芥、防风、紫苏、升麻、豆豉、细辛、藁本、干葛、柴胡、蔓荆子、生姜、桂枝一切发汗之药。

　　小便无热者，忌芒硝、木通、泽泻、车前、萹蓄、滑石、苡米一切利水之药。

　　大便不结者，忌大黄、巴豆、二丑、三仁、蜂蜜、苁蓉、生地、大麦芽一切滑利大肠之药。

　　口渴者，忌茯苓、半夏、二术、干姜、胡椒、桂、附、吴茱萸、黄芪、灶心土一切燥津耗液之药。

　　胸膈饱胀者，忌黄精、熟地、糯米、芋头、山药、龙眼肉、高丽参、黄芪一切横胸之药。

　　腹疼者，忌滞气塞胸之药。

　　瘟疟与诸疟异，乃由膜原而入腠理，故脉亦弦，六经皆传，非皆少阳证也。若泥①用柴胡汤，非徒不愈，且多误也。

　　平素后天弱者，食少；表虚者，常自汗；里虚者，常便溏及晨泻，及小儿常泻。此等人，凡病皆慎用发汗、攻下之药。又久病及泻痢甫愈，饮食未加，肌肉未丰，又患病者，皆慎用汗、下。

　　旧日吐血、下血、尿血、痔漏及肝郁而生上热诸证，业经愈后，久之再患他病，皆慎用鹿茸、故纸、胡椒一切燥血、生热之药。

【注释】

　　①泥：此指拘泥、固执。

有汗无汗药误之害

　　无汗实证，误用黄芪，则热与痰入腠理而结胸；误用参、术、升麻、杜仲，则结胸、大便闭；误用牛膝、故纸，则尿血；误用五味子，则敛邪入肺而咳不愈；误用钩藤，则引邪入经络而四肢抽搐。有汗实证，误用发散，则大汗不止；误用温补，则内热大作；误用攻下，则泻不止。

近一门丁，感寒愈后，冒风，误服桂、附、参、姜，内热大作，二日死。

虚证用桂附姜防汗脱滑精

虚证用温补之药，须固其表，防汗脱也；须固其肾，防精滑也。盖桂能舒肝，肝舒则疏泄之令行；附子能开周身之窍，姜能通周身经络，窍开则精易泄，经络通则汗易出。

滑精之药

牛膝引热下行，能滑精。山茱萸之核滑精。三仁润下，亦能滑精。凡左关、尺沉盛者，若用之须固其精，勿温补肝肾。

牛膝之害

脾湿泄泻及胞湿尿浊，用牛膝则肿腿；下部有痰，用之则生瘤；中气虚，用之则下陷于二便；小肠有湿寒，用之则为浊、为淫，有湿热，用之则为淋；肾有热，用之则强中；孕妇服之，则堕胎。皆因其性下行也。凡性之上行者，可悟矣。

黄芪之害

六淫病未全愈者，误服黄芪，胸膈腠理全然堵实，变生诸病，久而难愈。

王氏医存

咸丰五年四月，吾邑顾二尹室人刘氏，产后湿盛乳少，医人误用黄芪四两、母鸡二只，煮服，遂致乳闭，不能饮食，身生痒核如拳，抓破流血而不疼，百治不愈，深秋渐危。诊得右寸、关二脉尚存，予药数帖，二脉不变，始悟非脉不全，乃黄芪闭塞也。用宣通营卫、开发腠理诸剂，数日六脉俱见，加用渗湿，核渐消，次年午节始愈。

脾病湿肿及泻证忌熟地黄

虚肿用金匮肾气丸，虚泻用真人养脏汤，旧例也。但脾乃阴土，喜燥恶湿，熟地黄最湿脾土。常见脾湿之肿证、泻证，而任用熟地黄，皆危。

人参不宜轻用

人参为补剂君药，然方书所用，乃晋潞上党①所产，非关东与高丽产也。独参汤昔亦党参，今用关东参②矣。老人用人参，须乘无病时，或病愈后，专制服之，乃能有益无损；若值有病时用之，或助外邪，或助内热，痰滞不消，其患大矣。

【注释】

①晋潞上党：晋，山西省的简称；潞，指潞州，位于山西省中部；上党，位于山西省东南部，主要为长治、晋城，它是由群山包围起来的一块高地。古之人参，皆出自上党，即今之党参也。《神农本草经》所言之人参，即上党参也。

②关东参：即长白参。

误用温补,一经偏强,克其所胜之经,而泛溢于别经;误用攻伐,一经偏弱,受克于所不胜,而陷郁于别经。

误用疏泄,防散阳气,误用收涩,防滞阴血。

初感风寒,早用攻下,或误补,皆结胸。

病后人、嗜酒人误用攻下,但觉心嘈,必死。

误用桂、附,皆多汗、多尿;误用杜仲、牛膝,小便频、大便闭。

误用茯苓、半夏、泽泻、苍术渗湿等药,津液竭而大渴。肠胃无热或有湿,误用枳实、麦芽、槟榔、厚朴、二丑、大黄攻下等药,必大泻,目盲不见人。

受风寒者,重用白芍,不兼解表疏散之药,风寒留于腠理,化热生嗽;误用五味子,敛风寒于肺,成久咳,若系肺虚则成痨。

凡人易受风者,皆肺弱。表虚受风之证,皆自汗。若再发汗,是虚其虚也,变现肺虚诸证。

贻误难防

病有医所不及知者。如病人相火妄动,偶有遗泄,真元暗损于病中矣;肝气妄发,突生暴怒,邪热得助于意外矣。甚有伪药乱真,名是而实非,求益而转损。或药不胜病,或病不敌药,或一误再误而不检正,或将错就错而成痼疾,或误服相反,或中毒不知。甚矣!医之难言也。

病有误于失调养者,有误于事不遂心者,有误于仙方、秘方者,有误于巫婆带药及针灸送祟者,有病人恶药未服而曰已服归咎于药者,有不依禁忌致药无效医心无主者，又有男女隐疾羞不语人但称小证医心狐疑者。

行脚僧道[①]油嘴巫婆之害

癥瘕诸病，由来渐矣。患者务求速愈，致受僧道、巫婆欺害。不知彼之秘方、秘药，非仙传也，乃采自山野，买从药市。如川乌、草乌、麻黄、斑蝥、巴豆、水银、砒霜、火硝、硫黄、蛇、蝎、蜈蚣及各毒草、恶木等物，或大发其汗，或大破其血，或乱用刀割、针刺，使人拚死，以幸速愈。迨其死也，病者不知，且归之于命，是可叹也！

曾见患目者，任受刀割；臂腿疼者，任受百针。又瘰疬、喉疼、疮肿、噎食、膨胀、虚肿、心疼，小儿惊风、疳瘦等病，听其乱针、乱割丧命。又一虚肿者，服甘遂、芫花、大戟共末一钱，顷即大下虚气，自觉气陷，二日死。又屡见痔漏任割，随手敷刀伤药使不疼，神渐萎靡，数月死。又一幼妇，经闭五月，脏躁如颠，脐旁有块能动。巫婆曰：血龟也。踩拿针揪，二日块下，乃一男胎。

卷十五

【注释】

①行脚僧道：行脚僧是指无固定居所，或为寻访名师，或为自我修持，或为教化他人，而广游四方的僧人。道，即道士，是道教的神职人员。

卷十六

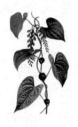

三事①

医只三事:曰证,曰脉,曰药。

证分望、闻、问。望者,病之证据见于形、色、举止者也;闻者,病之证据见于呼吸、声、臭者也;问者,病之证据现于始末、由来者也。

切脉分今昔。昔脉者,先问明平昔无病本脉何象,以此为准。今脉者,诊得目前脉象,比较平昔无病本脉。其有不同者,以辨其何病在何经。

药分地、性、方。地者,所产何方道、何地土,较优劣也。性者,其性入何脏腑,奏何功也。方者,对证酌量君、臣、佐、使也。

【注释】

①三事:此标题原本无,今据目录补。

论读医书

《内经》皆轩岐君臣问答民病,医药大备。其书重言针灸、经络、穴道,赖以详明。时无纸笔,文字简括。学者玩其词以师其意,便可名世。《神农本草》《难经》《伤寒》《金匮》《千金方》等书,皆医学正宗。下此诸家,有得有失,只供采摭,无须株守①也。且古人医书,皆其时阅历之谈,即所用药,多亲手采制,道地无差,炰②炙有法,不比后人孟浪取诸药肆也。善师古者,学其临证辨病、设法立方,务求真得,析群言而衷一是,夫是之谓良医!

医术乃古养生者治民病之法,放有长生延年等语。现《内经》《难经》《千金方》《神农本草》自明。《神农本草》以徐灵胎、陈修园、黄坤载所注为佳。

古名家医案,皆其临证得手应心之言。观其诊治方药,不袭古而愈病,皆食古能化者也。善观者,掩其方而参其脉证,自酌一方,然后比较于彼方,自能长进。

按:藜藿证多与古书相符,膏粱病多与古书不符。相符者,由于天时;不相符者,由于人事。天时为病,遵古为宜;人事为病,随时消息。苟非多观医案,以一己有限之心力,临无穷之变证,有束手无策时矣!

医有初通文理及不通文理者。守定家学、师传,初年临证,皆系藜藿实疾小病。记录成方,十愈六七;其未愈者,其未学者也。一旦名成,乍诊膏粱虚弱大病,则难为继矣。

【注释】

①株守:死守不放。喻拘泥守旧,不知变通。典出"守株待兔"。

②炰:同"炮",这里指炮制。

临证

医人临证,全仗精神健旺,用志不分;若精神疲,乱听乱谈,粗心浮气,先自病矣,奚以诊病?

医有八要:一要立品;二要勤学;三要轻财;四要家学;五要师承;六要虚心;七要阅历;八要颖悟。

有家学、师承者,法家也。用法而不拘于法,乃活法也。彼以记汤头、谈脉药为能者,三指一按,藐茫若迷,抄录方书,葫芦依样,自误误人,医云乎哉!

唐以前医书,文词简古难读;宋以后医书,文词浅近易读,其方亦易录也。

故近世医人，多喜读宋以后书。趋而愈下，遂至束书不观，但株守一先生之谈，见头治头，见脚治脚，殊可笑也。陈修园医甚深，其著《实在易》，特为初学起见。花溪老人①《苍生司命》②一书，亦医门正法眼藏，初学者，宜熟读深思。

医有家学，师承者，一言一动，皆守规矩。诊室女视如女侄，诊幼妇视如姊妹嫂娣。故在闺门言病，有引证比例，无谈笑戏谑。或脉证未明，病家之夫姑姊嫂妈姆等人，宜代为明告，纵有隐暗苦疾，万勿忍而不语。倘致遗误，是自贻害耳！

【注释】

①花溪老人：即明朝医学家虞抟(1438—1517 年)，字天民，自号花溪恒德老人。浙江义乌花溪人。

②《苍生司命》：虞抟著。共九卷，后附方剂，颇便检阅。

诊妇女病雅言

不曰心、肝、脾、肺、肾，而曰金、木、水、火、土。

不曰大小便，而曰大小肠。不曰阴户，而曰下身。

不曰经血，而曰月信、月经、天癸。

不曰胎孕，而曰有喜。

不曰男胎、女胎，而曰大喜、小喜。

妇在母门，诊得有孕，不曰有喜，而曰尺脉洪滑，少阴脉动，不是病也。

室女尺脉盛，不曰尺脉洪滑，少阴动，而曰阴分有热、心经有热。

有废疾者，内实、外实、阴偏、阴冷之类，不曰不生长，而曰治愈则能生。

求打私胎者，医者当设法曲全为是。

诊寡、尼、婢、妾，同此慎言。

主妇妒悍妾婢有孕者，不曰有喜，但曰有热，宜用四物、黄芩等药。但私语其夫云：必如此，乃能曲全母子。

医人之误

病急而医来迟。

问证未确，遽①立方剂；或术劣无能，贪利强治。

医在病家，取药既到，医不过目，服药致误。

或醉后临证，误毙人命。

或医多聚讼②，袖手怀奸，以至误事。凡此数端，都宜切戒！

【注释】

①遽(jù)：匆忙，急；立即；仓促。

②聚讼：众说纷纭，久无定论。

王氏医存

病家之误

病人未通药性，改方换药；或巫婆带药加减；或执方遍参于人；或朝暮更医；或取药到家，但假奴仆之手，煎煮失法；或富贵骄惯，轻藐医士。此实自误，病者所当自反者也。

药肆之误

价贵者少给，价贱者多给，一误也；炮制不合，铢两不戢，二误也；夹杂他药，三误也；幼徒未识药材，随手妄给，四误也；器具不洁，五误也；张冠李戴，以假混真，六误也。

卷十七

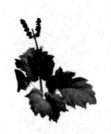

王氏医存

一封翁^①，年七十余，痢两年不愈，能食而形未脱。乃以大黄三钱、槟榔二钱、厚朴二钱、条参三钱、白芍三钱、山楂炭三钱。勉服一剂泻止，二剂愈。次晨解下积滞，遂以四君、白芍数服补痊。两年不愈者，医者见其老且封翁，概用滋补，则积滞更固结也。能食而形未脱，是脾胃未败，宜亟下其宿物，然后补中。

【注释】

①封翁：古代对被荫封的长者的尊称。指因子孙显贵而受封典的人。

【评语】

逾古稀而患痢，医念其老且贵，遂一味滋补，犯实实之戒。《证治汇补》言"无积不成痢"。痢两年且能食，病虽久而胃未败也，故仍当以祛除积滞为主，补益中气为辅。

一富翁，年六十余，夏感暑风，腹疼不泻。医者用清暑益气汤表愈；又用六君子加山楂、神曲，疼减而身热不食；又用香砂六君子加柴胡，证减而倦食。乃更医，又用六味地黄汤等方，月余不愈，续生痰嗽、尿赤，汗喘等证；改用十全大补，遂卧不起，不食，腹疼而泻。诊之左关弦数，肝胆热也；右寸、关洪有力，热积胸胃也。因用柴胡、白芍、厚朴、枳壳、黄芩、知母、麦冬、萹蓄、滑石之类，二剂而愈。溯其由来，腹疼非食，乃肝旺克胃；身热、不食，肝气未平，胃又误补也;次证减,少食,肝清而胸不满也;次月余不愈,病未减,而脾又湿也;痰嗽、尿赤、汗喘,皆脾湿助热之故;次不起、不食,热盛也;腹疼、便泻,肝胆木旺而疏泄脾湿也;熟地湿脾,桂、附暖肝,故疼泻也。

【评语】

此例病因为"夏感暑风",主症为"腹疼不泻"。前医顾其表,效而不愈;后医虑其虚,遂生变日重。综合判断,病初当为内外合病,外有暑风在表,内有湿热留中。经治表证已解,刻下据脉当为肝旺乘中,湿热蕴结。外以清散暑热,内以疏肝柔肝,清利湿热,自当取效也。

一太常①,年三十岁,咳血数年未愈。诊得左关独盛,见其平日好胜,以小柴胡加白芍愈之。

【注释】

①太常:是掌建邦之天地、神祇、人鬼之礼,吉凶宾军嘉礼以及玉帛钟鼓等文物的官员,亦主管文化、教育。

【评语】

此人职掌宗庙礼仪,年壮气盛。咳血者,乃少阳郁滞,木火刑金也,治清少阳郁火,肝平而肺宁,故咳血止矣。

一妇,年二十五岁,自言白带,腹疼,月经无多,每十日乃止。诊其左关沉而微结,故疼;左尺细弱,故白带;右尺沉洪,乃相火不消,故经十日始止也。知是娼妓,因谢勿治,免添别证。

一妇,产前诸稳婆扶之走于室内,三日三夜歇少行多,忽死复苏。诊得六脉沉弱、四至,乃胎死也。因伪呼曰:母子两全,宜平身静卧,不许再行走矣。

用保产无忧散,一服死胎立下。

一有烟瘾人,下血四月未愈,用椿根白皮,焙黄为末二钱,冰糖一两,煎服愈。

【评语】

有瘾之人,素蓄燥热,久蕴成毒,毒结于肠,迫血妄行,故见下血。椿白皮又名香椿皮,味苦涩,性凉有清热燥湿、涩肠止血之功。冰糖性平,味甘,具有补中益气、养阴生津、和胃润肺、清热祛烦等作用。二味相合,可清热养阴,解燥热入血之患。

一妇,瘟疫十六日,汗不出,六脉沉弦,乃卫气滞塞,木郁克土也。问得欲食酸橘,亟与一枚,小嚼未咽,即大汗解。

一北方人,年七十,嗜洒,秋月感寒,汗后不能食,心不烦,眼垢,鼻干,口干而不苦,饮热而不饮冷,舌后半薄黄胎,脉沉不数,尿赤,大便闭。但据心不烦、口不苦、不欲饮冷、脉沉不数,知其脾蓄湿寒而衰阳不达于经络也。用红枣半斤、肉桂一两、生姜二两,共煮,陆续食之。二日复小汗,便利愈。

【评语】

综观家居北方、年届七十、素嗜饮酒、秋月感寒,结合治后脉证,可知属阳气虚衰,寒湿凝结,故宜温补加温散。由此例可领悟"三因制宜"之要也。

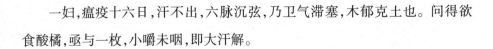

一士人,年二十五岁,六月受风,自汗。左关沉弦,右寸、尺弱,右关沉芤。告之曰:秋节前必泻血也。至七月二十日后,忽夜泻血十余次,身热,口渴,胸烦,六脉浮数。续服条参、麦冬、白芍、桃仁、乌梅、茜根、藕叶、童便、柴胡、生

王氏医存

地、甘草、石斛等药,十余日愈。

一仆人,二十七岁,冬月在京伤寒,头痛,身热,无汗,发之三日不解,六脉沉细。乃血盛、气弱,郁闭不能出也。以当归三两,煎服,遂愈。

按:咸丰十年冬,大梁一行商,年三十余,伤寒,同此脉证,发汗不出,因用当归四两,得汗。

常见疮口、伤口忽微青肿,捺之内如酵发之面,乃破伤风也。在头为重,须速发汗,避风数日,若迟而见牙关不利,胸中有痰,则死矣。阳盛者发狂,阴盛者发迷。

按:咸丰十年,豫省祥藩宪颧疮破伤风,头项皆肿,医误作大头瘟,夕服大黄,至半夜卒。一士取弓伤右眉,稍皮破,未血,五日后青肿,牙关不利。失治,数日危。

一命妇①,年八十四岁,终日续饮蒸酒,腮唇动摇,十五日不大便,六脉沉微,右关略强。清润二日不效。问平昔本脉,曰:六阴也。乃悟右关略强,即热盛也。但舌无苔,非实也。用条参、白芍、麦冬以固本,大黄下其滞,蜂蜜、芝麻润其燥。次日欲解而不得下,使以银耳挖,乘势取下干粪十七丸。连用四君子、六味地黄丸补润之,十余日②愈。

【注释】

①命妇:泛指受有封号的妇女,一般多指官员的母、妻而言,俗称"诰命夫人"。

②日:原本无,今据文义补。

一妇,年五十余岁,秋月小便闭结,脐下胀痛,不能坐卧,三日夜矣。其脉左关沉结,右尺沉弱,右关沉濡。乃肝热、脾湿淤而闭也。用小柴胡加桂枝木、茯苓、车前子,一剂;外用麝香少许,涂于脐下,膏药盖之。不时水利而愈。

一士人，年二十余岁，痨咳形脱，亟峻补小愈，后屡发。冬忽感寒，咳嗽，身热。祷得签方，羌活、桂枝、防风、枳壳等服之，大汗不起。诊得六脉浮大不数，重取甚微，勉用六味地黄加四君子、白芍、黄芪服之，稍安。病急更医，不数日危。

按：时医治老人不能眠、头晕、便干及痨瘵、产后等证，皆习用益智仁、龙眼肉、高丽参、肉桂、紫豆蔻、补骨脂、鹿茸、黄芪、龟胶、菟丝子、小茴香等药。实所不解！

大约幼壮之人患杂病，苟非实火、热疾，虽误用温补，亦无大害。若老人、虚人患痰与热，而妄用消克、寒凉、攻伐等味，则气血益虚，即概用温燥补固之药，以至横塞胸膈，渗干津液，是又误之甚者。

一农人，年三十岁，夏患疫。医曰伤寒也。汗后十日，身热不退。诊得六脉弦数，舌苔黄厚，胸烦，口渴。用白虎加大黄、贝母；次日证剧，目赤，谵语，大渴，便闭，舌根苔黑，略有津液，以原方加羚角、麦冬、石斛、板蓝根；次日证尤剧，舌后半黑干起刺，诸证有加矣。因语弟曰：药病相宜，何致此？请速赴病室，诘所由来。乃搜得五色药末数包，兼前药两剂中之大黄、贝母、麦冬、石斛、石膏均未用也。问其故，乃巫婆携来药末，私赚女眷加彼减此故耳；恨骂无及。爰速磨犀角浓汁一酒杯，使弟眼见，先服。遂煎石膏、生地、羚角、二冬、石斛、板蓝、知母、白芍，煎讫，加大黄四钱，一沸，冲入犀角汁半酒杯。服后安睡，一时醒来，舌苔无黑，津液满口，大便一解，先干后稀，尿赤而多，忽又安眠，及醒，而汗不至腿。诊得左关沉弦，右寸滑而有力，右尺沉细有力，知为药末所结也。用白芍、当归、生地、二冬、石斛、知母、贝母、独活、柴胡，遂全身汗解。

一妓，年二十三岁，经闭六年矣。左关沉，结块疼甚也；左尺沉微，白带多也；右关弱细，食少也；右尺虚大，相火盛也。用四君子、桂、附、炮姜、丹参、当归、黄肉、牛膝、制鳖甲，大剂，二服疼止，能食。原方用酒炒丹参五钱、炮姜二钱,连服四剂而经通。原方去牛膝、肉桂,因其经既通,不再引下,不再疏泄,加牡蛎三钱、龙骨二钱,四剂白带止。又去龙骨、附子,加首乌五钱、杜仲三钱,十剂后块消。又去鳖甲,加黄芪二钱,十剂后全愈,经又行矣。

一贵家两女,数岁丧母,不得继母欢,皆患气瘕而经不调,十五岁后,终年服药不愈。及姊新嫁,诊得六脉细结,语其夫曰:乘此新嫁,勿令生怒,可速愈。用八味地黄汤加香附、白芍、丹参、牡蛎,四服诸证皆减。又去地黄、泽泻,加当归、陈皮、半夏,四服瘕渐消。又去丹皮、山药,加牛膝,恰值经行足月,二服后去牛膝、桂、附、香附,加四君子,十剂后愈。又服八珍汤数剂,至次月经行,如期而孕。次年正月,其妹新嫁,诊之脉证大同,药服六剂,不应。问其夫曰:彼在母家药方存否? 乃入房检得旧方百余纸,并药材一匣,视之则今所用者半弃匣中,乃自行加减也。因照原方,令其夫煎成,眼见服之,一剂证减。妇喜曰:此后服药,不再自用也。亦两月治愈,半载得孕。

一商人,年近三十,勇很^①,嗜酒,午节后脐下疼甚,一夜延十余医,皆云寒中阴经也。四逆,理中数服不应。午前视之,目赤,面红而黄,唇紫而干,舌后半黄苔,鼻孔煽动,六脉弦数不沉,两尺略细。问其二便,曰:无也。速令以开水泡服大黄三钱,连用白芍、柴胡、厚朴、枳壳、神曲、山楂、乌药、大黄、车前子等药,一剂愈。

【注释】

①很:同"狼"。

一回人,年三十余岁,富而好学。初秋头痛,身疼,无汗,不渴,脐疼,左脉浮紧,右关弦数。乃感寒夹食也。用紫苏、山楂、厚朴等药,得小汗,头身疼减,而大便未解,故脐仍疼,手脚不时作冷。奈病急更医,曰:夹阴伤寒也。妄用十全大补,药入口即大烦躁,半日忽七孔出血死。

一幼童,晨入学堂,见其面目俱肿,解衣视之,外肾亦肿。诊之右关、左尺洪而不数,余平。搜其棹柤①,得荔枝壳并核数两。乃多食荔枝伤也。因煮荔枝壳,俾服愈。

【注释】

①棹(zhuō)柤:棹,同"桌"。柤,应为"屉"之误,桌柜等器物上的抽斗。

伊参戎昌阿,暑月忽僵仆不能言。医曰虚人中风,用十全大补,二服不应。刘铁生太守勉予诊之,六脉沉弦不数,二便不利,面赤,唇紫。问其怒否?仆曰:大怒未发,不时即病也。夫唇紫、二便不利,乃积食作热;脉沉,中气也;脉弦,肝伤而木克土也;舌本属脾,以大怒之郁克之,则痰顽、舌硬不灵,故不能言;六脉俱沉而弦,则郁及四肢,亦脾受克也,弦而不数,故不疼不动而僵卧。乃用归、芍、贝母各一两,川芎、桂枝、苏子、厚朴各二钱,柴胡一钱,以利机关;生姜二钱,以达经络,一剂而愈。又用神曲、白芍、蜂蜜、陈皮、贝母等药,二便皆利。后数日,李游戎忽跌仆,目挤,鼻搐,语结,手足搐搦。其子邀诊,至则诸证皆止,言动如常,左脉略浮,右脉浮滑而促,忽证又作。乃风、痰双中之初也。用白芍、防风、桑叶、胆星、贝母、桂枝、当归、姜皮、甘草,一剂愈。后服六君子数剂,乃止。

一女子,年十五岁,忽嬉笑怒骂,经巫婆治数日更甚。医用天麻、南星、半夏、防风、桂枝、朱砂、赤金等药,止而复发。诊得六脉沉细略数,望其目赤,唇红,问其二便有热。乃用逍遥散加山栀、丹皮同十枣汤①,一剂证止,三剂全愈。盖思有所郁兼脏躁也。

【注释】

①十枣汤:此应指甘麦大枣汤。

一船户,年四十余岁,左肘、右膝各患人面疮,两关脉弦,身略肥而无血色。方书谓此属痰,以贝母涂之可愈。今两关弦,则是木盛克土,且肘、膝系关节,是筋溢于肉而痰结之也。用贝母一两、白芍二两、白芥子三钱,甘草节、龙胆草、柴胡各二钱,数剂而消。后用四君子加白芍、贝母而愈。

一武弁,年二十余岁,患杨梅疮月余,捺其肌肤,起指而色白,缓缓乃复红。此气血凝滞尚浅也。用旧方虾蟆一个(去肠杂)、金银花一两、独蒜十余枚、水煎烂服,取汗。次日疮发全身,三日后结痂,七日痂落全愈。

按:杨梅痱如痱也,杨梅痘如痘也,杨梅结毒,毒聚成大颗烂也。詹珍圃得一方,用麻黄一钱、经霜紫背浮萍五钱、鳖鱼一个(重五六两,去肠杂),同麻黄、浮萍共入罐,加水煮极烂食之,七日全愈,且不致肛疼。其法最妙。近刊《新选验方》用水银、枯白矾、皂矾,口津调之,手中揉治,亦妙。

杨梅初起,必口角生白核而烂,掌心似鹅掌癣,久则掌心与肘皆生厚癣如皲①。若见此据,定是此疮。

【注释】

①皲(què):树皮粗糙坼裂。

一国学,五十余岁,患脓疥。医用红砒、枫子、胡桃、枯矾、硫黄、猪油等药,彼不知忌,而误搽肾囊,疼甚,二日而囊烂落,致肾子双悬,粘疼欲死,求救。用紫苏为细末,渗于肾子及烂处,外用油纸作笼护之,数日而愈。此方可略加制乳香。凡治疥癣等药,皆宜净护肾囊。盖一身之外,唯此壳无筋,烂即脱落矣。

一广文[①],年三十六,静默好学,夫妻皆肥,连生九女,人为纳妾。并邀诊治,夫脉沉细而神虚,妻脉左弱、右强,妾脉左关重取洪而有力,两尺略强,右寸关俱数,身作热,眼略泪,耳后丝红,将出痘也。为广文用八味地黄丸加参、术、芪、姜;其妻用四物加枳、朴、楂、半、冬、芩等药为丸。各服两月,得孕男胎。妾痘愈后,先产女,后产男。此二男今各三十余岁,皆亦生子读书矣。

【注释】

①广文:明清时称教官为"广文",亦作"广文先生"。

一商人,年三十余岁,无嗣。其脉两尺俱弱,水火俱亏也;右寸滑,右关细,腹疼时作,肺虚有痰、脾胃弱也;左寸、关平,肝、心尚未病也。用八味地黄丸加干姜、白术、鹿茸、五味子、白芍使服。妻、妾亦问证制方。后数年,商来谢曰:共生九胎矣,今存三男二女。

一少尉,年三十余岁,患杨梅愈后,三胎不存。使夫妻每日生食何首乌若干,数月得孕,生子存。

一市人,夫妻俱三十八岁,夫强妻弱,十胎皆男,存六。每孕后,妻咳痰等证如痨,百治不愈,及产诸证乃已。因有六子,务求止孕。予曰:治病保生可矣,勿止孕也。用八珍汤加苍术、薏米为丸,使服数斤,兼食猪肚。迨后孕,证渐减,复生二男一女。

一仕人,新娶一月,妻头晕、腰痛、不能食。诊其左脉细弱,右脉略强,右尺重取有力。此初月孕也。问得素日多汗,乃气虚也。用八珍加杜仲、续断、黄芩、砂仁,二剂愈。不数日竟以勤劳堕胎,治愈后未久复孕,常服前方得子。

王氏医存

一士人，新娶受孕四月，呕吐太甚。诊得两关滑利，两寸俱动，两尺有力，甚至疾而不滞。此双男也。用白芍、当归、生地、黄芩、砂仁、白术、潞参、茯苓、柴胡，一剂而安。因乘肩舆^①被闪，腹疼夜甚，下血。午后诊之，两关数结，两尺结芤。速用归、芍、生地、潞参、阿胶、艾叶、杜仲、续断、黄芩，知母、甘草。嘱先吸洋烟，速服此方。竟延时而烟药俱未及服，胎堕双男。遂依生化汤加杜仲、续断、童便，十余日愈。

【注释】

①肩舆：轿子。

一少妇，孕后患疟，屡经医愈，仍发。子曰：此胎证，非病也，须产后自愈。

按：胎证不一，或头晕，或呕，或泄，或疟，或咳，或倦卧，成食酸及偏嗜一味，或肠燥似狂，或忽死复生，然皆时过一似无病。大约各因妇之脏腑生质偏有强弱虚实，或感受外病，同时受孕。故孕妇之证有服药能愈者，有服药不能愈者，产后皆不药自愈也。

又孕妇面色，变美者女胎，变恶者男胎。凡看形色，以占男女，老妇等各有忖验，难以悉详。

凡孕妇倦时，若长伸懒腰，则脐腹提擢细长，而胎亦被挤而下移，四肢不能团聚于胞中，故子鸣。书谓儿口脱其所衔，亦悬揣之耳！古方撒豆于地，使妇拾之，则子得复安身，妙法也。凡孕妇举手耸肩，皆致子鸣，但此乃六七月之胎也。若胎未长成，竟被挤压、折撞、闪扭、揉挫，种种不慎，则胎不知鸣而知疼，动于胞中，故妇脐间阵疼。若有损伤，则断难使之完全，活胎变为死矣。且系脆嫩形体一伤，则化为血水，破系漏下矣。故凡闪胎之证，勿论早治迟治，有能保者，有不能保者，以此也。尤可虑者，凡治漏胎之药，皆黄芩、知母、生地、胶、艾止血凉血之药，乃能保安，否则不能保安。然或胎已伤坏而服此药，则药在腹而胎终下，实与产后服凉药何异？再用生化汤等方，何裨已受之寒乎？因此致成败血凝瘀难愈之病,未可必也。医人值此胎未下而血既漏之时,究应何如能兼顾之耶？司人命者,于此万勿草草,请一再思之!

又凡虚弱无热证之孕妇闪胎,可直用四君、归、芍、胶、艾、杜仲、续断之类,固不宜用温热,亦不宜用寒凉也。

一老妇,暑月觉似乱拳由内撞外,满腹乱疼,时歇时作,六脉虚大不数,亦汗,二便不闭。乃伤暑夹食也。用四君加香薷、薄荷、乌梅、白芍、扁豆,略加肉桂、丁香、神曲,一剂疼止。又用六君加白芍、谷芽,数服全愈。

一士人,二十岁,体肥,秋觉气弱。延医调补,乃用天王补心丹加鹿茸、故纸、高丽参、韭子为丸,早晚各服数钱,初觉阳壮可欢,十日后阳频举,咽干,腰软,头晕,心烦,难寐,二便皆热;二十日后龟头磨破作疼,敷药不应。因止此丸。数日后肛门疼肿,服仙方活命饮等不应,而肿疼尤甚,不能大便。医用大黄、金银花、知母等药,仍不利。盖肛肿甚也,唯龟头结痂,尿利而已苦楚。求诊,左脉弦长,右脉洪结,右尺浮,下尺泽二寸,亦不甚数。盖疮已熟也。遂针疮出脓,以四妙散麻油调涂;内服归、芍、生地、生首乌、贝母、生桑皮、黄芩等药四剂。因畏服药,但任外治,乃疮愈而咽疼。延一喉科吹丹,四日不愈,忽夜疼甚,至午而十更医矣。求治,答曰:此前日之左脉弦也。诊之左脉仍弦而数。用胆草、柴胡、赤芍、贝母、山栀、射干、厚朴、枳壳、熟大黄等药,外吹西瓜霜,连十余次,夜得大便一次,疼止。又用柴胡二钱,白芍五钱,贝母一两,枳壳、麦冬各二钱,二剂愈。彼仍患舌烂、牙疼,治愈,复患热淋数十日。此妄用温补之咎也。

一商人,四十余岁,咽疼,更迭医治数日,益甚,饮食不下,求救。诊得左脉细数,右寸洪滑。速吹西瓜霜,并觅陈年粪坑砖半段,洗净,用木柴煅红,为末,开水冲,取清汁一碗,徐徐浸润而饮下,饮至半碗,顿觉通顺,遂全饮下,一日而愈。又服白芍、贝母、柴胡、黄芩、生地、麦冬、瓜蒌、甘草、车前子、丹皮等药数剂。

一村农，五十岁，患驼背二年矣。忽胸痛数日，友人曰：必肺痈也。乃以降丹二厘，敷其肺腧穴之脊，盖以膏药，至半夜呕脓二碗，脊直而驼背愈。继使服薏米粥，月余无恙。

一工人，三十余岁，嗜酒，多痰，大便干稀不一，小便赤白浊时发，渐不能食，似噎。药皆不应。夏值疫染，身贫不及医治，匍匐竹外，见烧竹沥者，问知化痰，因乞半碗，饮竟大泻痰物，旧病并愈。

同里张醒斋，贤孝著闻，工诗，豪饮，患咳兼便结，每以大黄置酒中，止之不从。数年后避乱，授读颍郡宁氏家，咳病忽作，言语无声，未久而危。

一老妇，温病初愈，食新麦蒸饼数日，但觉饥甚，口不绝食，腹仍饥也。每日食米二升，而无大便，唯呼食来也。诊得右关沉弦。此由病后新麦食早，积热于脾，成消食病。用石膏一两，白芍一两，知母、黄芩、生地、胡黄连、胆草各二钱，两剂愈。复用白虎汤数剂。

一命妇，耄年，秋夜忽死忽生。诊得六脉沉细不数。乃感寒风，遏抑卫气而肺窍闭也。用四君加桂枝、白芍、麦冬、紫菀、贝母、生姜，一服愈。又一老妇，灯节后午刻，邻屋被火，惊而受风，半日死生数次。亦用前方加防风，一服而愈。又用六君加麦冬、白芍、黄芩，二剂。

一花婆，近五十岁，体壮，夏月觉心嘈杂，不思饮食。诊得六脉弦长，二至无神。谓曰：勿再勤劳，务须静养，兼食健脾峻补之物，乃可保命，否则立春后难再度也。彼不怿①而去。人问其故，曰：夏乃火旺，彼脉弦长，是火不足以泄木气，而肝盛太过,真脏脉见也。二至者,脾土受克而败;嘈杂者,胃将败也。土败,故不思食;无神,元阳微也。但时值火旺生土,故体似壮;秋乃金旺,犹能制木;至冬月水旺,则木受生矣;立春木旺,其败土有不崩坍欤? 立春前数日危。

杞县王姓,携子十岁,避乱入大梁,子肚大筋青,延医药未愈。一媪以温水洗其脊中段,见红丝一处,用针挑出血数点,属其忌食杂物、寒凉,数日全愈。亦妙法也。

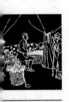

又古法用一线,由儿项后平肩窝搭过项前,将线两头各约至两乳头而止,剪去余线,将约停之线转由项前平肩窝搭过项后,比齐线头,合捺至脊中,看线头到处是穴,即用口水洗穴,以指抹之,立见红丝数条,萦绕于穴,即以针斜挑,丝破,出血数点而愈,忌口百日。真妙法也。

张逆方去,深蒿塞路。一友夫妻俱殁,遗一女十岁,一儿六岁,病疫,皆不知人,舌苔黄厚,便闭。予亟往药肆颓墙下,拾得大黄数钱,贝母两许,川连数节,俾作二服。次日儿大泻而愈。

戊午正月上旬,黄游戎开榜,病笃,恶闻声响,两关弦结,寸、尺俱闭,舌苔黄厚无津,二便俱结。余用当归一两、白芍三钱、大黄三钱、芒硝一钱、枳壳二钱、麦冬三钱、贝母五钱,二便俱利,六脉俱复。唯身热、胸闷、骨节皆疼,又用当归五钱、川芎二钱、柴胡二钱、秦艽五钱、麦冬三钱、贝母五钱,得大汗、吐痰而愈。但无力难起,六脉俱弱,用小柴胡加白芍、麦冬调理。又喜闻锣鼓,是阳气未畅也,用四君子加柴胡等而愈。次日固始围解。

一村农，三十岁，疫甚，乱后无药，十七八日但饮冷水，不食。雨后自汗、便利而愈。每日卧不能起，闻村中有杀犬者，匍匐拾犬肠煮食，遂起。

一妓从良数年，骄恣无度。秋患烟痢，服药罔效，好食荤辛，痛痢不止，目瞪，面青。余力辞不治。是夜死后，六脉尚跃也。

一命妇，夜被盗刀砍十七创，右乳分裂。邓姓医者，以玉真散搽之，大效，并无痛楚。忽一日伤口皆痛，问之乃月信至也。用四物加小柴胡，疼止。计四十日，伤全愈。盖金疮苟无致命，皆易愈也。

明都统偕胜帅逐匪于马头桥，被匪扎伤左臂，落马获救。治用玉真散，月余而愈。

一营弁，二十余岁，肥而善咳。染疫十余日，连服大黄、芒硝而大便不通。诊其六脉洪数，右关，寸滑甚。用贝母一两、当归一两、柴胡三钱、竹沥三钱、苎麻根三钱，服之大泻而愈。

一村佣，二十余岁，因斗伤头皮三日，头肿，逾墙上屋。用四物加天麻、南星、荆芥、防风，捉而灌之，厚被取汗愈。又学子十九岁，与同学戏，误伤右肩鱼尾，皮破未血，不肯避风，三日后青肿渐甚，牙关紧闭，服药亦未成汗，痰甚，心烦，几日成危证。彼此皆破伤风，一发狂，一不发狂。盖彼得汗愈，此无汗不愈，故凡伤肿须汗也。

一少年，四月戒烟，午节感冒。自用桂、附、燕窝，致尿赤、多汗、谵语。医误用大黄，致大便数泻，结胸十日矣。诊其左脉沉细无力，右脉皆洪，寸上鱼际,尺下尺泽,耳聋,唇舌如常,有津而渴,喜饮热,频汗,频泻,长卧而已。知非实热,而结胸又不能补。用洋参、白芍、贝母等药无效。又十余日,问知戒烟未久,而患此病。急用洋烟泡一粒,开水化服,又用生首乌、洋参、甘草、麦冬、牡蛎、贝母等味,仍加烟泡一粒,并服。数日愈。

凡有烟瘾者,皆忌桂、附等疏肝之药,防汗也;又忌大黄等攻下之药,防泻也。瘾者,阳受烟耗而虚,阴受烟耗而竭,苟汗之,下之,难为止也。

一候补州,夏初受风,酒席后病甚。医作感寒治,不愈。一医素知其虚,连进肉桂三钱、附子四钱、紫蔻二钱等温补之药,以致舌苔先黄后干黑刺,尿赤数,大便闭,又五日矣。诊其六脉洪数,身热如火,目赤,唇焦。问欲饮冷否?曰:做食西瓜、荸荠。乃频与之。遂用白虎汤加石斛、生地、当归、白芍、火麻仁,一剂泄红水;又加神曲、生芝麻、白蜜,得泻,然六脉如昨;又用雪水、西瓜,半日不绝,舌苔退而生津。因偶食麦饼,致大渴,不食,大便复闭。又略用前方加生杜仲、苁蓉、三仁等,数剂乃愈。

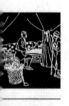

一宦女初嫁,厌食,小便结,大便泻,愈后怀孕,左脉强。及四个月,乘轿闪堕双男,又泻。用生化汤加杜仲、续断、灶心土、童便,二服泻止,仍小腹胀不疼,加牛膝,瘀行而愈。

一幼壮妾,初孕,胎见脐右,十月未产,腊尽逾两月矣。稳婆伤其胞,日夜晕死十余次,且六七日不食。诊其六脉沉细不数,面色不青,是胎死母可活也。亟用保产无忧散一服,连用脱花煎一服,得死胎下,而大泻;用土炒当归、白术,灶心土服之,痢止;用归、芎、桂、姜、术、甘等味而愈。

一宦女,体肥,初嫁,孕四月,患漏胎医愈,至皖省复漏。诊知未堕,服安胎方数剂愈。夏又大呕,食西瓜稍安,变证多端。然孕已九月,唯脐右一块,并无

王氏医存

动静。自言是病非胎，若不早治，必成痼疾。然心慎之，而口难与辨。秋节其夫旋里，妻独延治，曰：岂有十二月之胎；无动静耶？予尤无可辨，而彼坚欲攻化，支吾用药，及十四月，得生男子。

按：常见女子气寒、白带，或痰盛，一切气分杂病愈后，体健而月经始末无病，迫于归，不久怀孕，或多病，或多怒，及十月常不产，必过月乃产，且难也。倘稳婆不善，或保护不周，皆危。盖为女既气分多病，为妇则气仍亏虚，孕后病未全愈，又值初胎，而交骨初掀，百般危殆，皆在气分，而人多不知也。

一府经历①，四十余岁，有烟瘾，气弱，神疲，色淡。夏月服八味地黄汤，久而大泻，腿足肿。诊其左脉沉细，右寸、关滑数，两尺浮细。自云烟痢阴亏，而未知脾湿败于熟地也。亟服补中益气、四君子，未获速愈。更医，仍服滋阴方而危。

【注释】

①经历：清朝主管出纳文书的官员，知府的属官。

一即用县，神呆，气缓。医曰阴虚，用六味地黄汤数月，中气下陷，喘咳，腹胀。医用大黄、芒硝，遂频泻，喘弱。腊月中诊，其六脉细弦，右关独微。亟用四君加白芍、干姜、红枣等，三剂小愈，依前方加黄芪。迨灯节后，人谓此证昔经补坏，改用柴胡、桂枝、枳壳、谷芽等药，服之次日殂①。

凡人素质偏阴者，言语举止皆柔而不刚，是阳弱阴强也；或久病后阳虚不能食、唇淡、色白等人，皆阳不胜阴。勿论肥瘦、老幼，每有外感勿太发汗，内伤勿太消导，其余杂疾勿一概用肉桂、熟地。误用肉桂则易汗、易尿、易滑精，误用熟地则滑肠、湿脾。脾湿则不能食而生冷痰，四肢肿；肠滑则中气陷，神疲、喘满诸虚证作矣。医人不察肉桂、熟地之害，而又误为他病，祸立至矣。

黄坤载痛恨熟地。徐灵胎、陈修园谓熟地不宜于汤剂，而宜于丸方，然丸中用熟地,亦不宜于阴盛人也。

【注释】

①殟:同"殁"。

一命妇,屡孕三月即堕,三十余岁未得一子。左脉沉细无力,右脉浮平。忽经止两月,右尺沉细略有神,左寸略强,左尺弱甚,并无他病,疑其是孕。用八珍加砂仁,服后数日,左寸亦弱,仍用前方;又数日,右尺亦弱,唯右寸、关沉滑,然无痰而经未行也。自言大便有血,此右尺亦弱之故也,仍用八珍加酒芩保之。妇性畏药,权用洋烟,每日一二口。至六七月,两关沉细略有力,余皆细弱,别无他病,明知是孕,而与众不同。足月产男,亦无多病。

一妇人,二十一岁,忽经期至而未行,头晕,肢软,不食,六脉无恙。以四物加紫苏,服之稍安,次二日,忽晕死复苏,日夜数次,见神见鬼,其脉不浮,中取平平,沉取细而有力。以四物加柴胡、黄芩、甘草、麦冬等服渐安。又数日,忽生忽死如昨,六脉俱平,唯右尺较盛,左寸细而有力,恐其是孕而脏燥①也。用十枣汤②服之愈。后再诊其脉,果孕。

【注释】

①脏燥:应为"脏躁"。

②十枣汤:此应指甘麦大枣汤。

一幼妇,每孕必疟。医用柴胡,治愈仍发,及产,不药自愈。

一市人,妇瘦夫健。妇每孕必咳唾如痨,百治不愈;比产,不药自愈。计生十一男三女。

医妇女，难于医男子；尤难者，孕证也。当结胎之际，或因妇之禀赋有异，或固天时寒暖非常，或因境遇顺逆不同；乘此结孕，有如常者，有变异者，其证多端，难拘一定。苟不如察，误作常病，轻者药证不应，重则受药害矣。须于临证时，勿论病见何状，但问得平昔经期无差，今及期而经止，或在一期而止，或至二期、三期皆止，又诊得右尺，左寸较强，余脉平平，则知为孕证矣。其状无定，皆非病也，安胎而已。间有一二脉证相符，若右尺、左寸脉略强者，亦须防其是孕，不可径作病治。总之，见为经止之后，勿论何证，每立方禁用伤胎之药，常用保胎、固气、固血之药，而不用破气、破血之药乃妥。

一仆人，二十余岁，脐下板痛，右关、尺浮芤而数，余皆细平。用归、芍、桃仁等服之，外用炒葱熨之，大下紫血。每日以何首乌煎服愈。

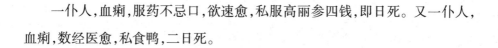

一仆人，血痢，服药不忌口，欲速愈，私服高丽参四钱，即日死。又一仆人，血痢，数经医愈，私食鸭，二日死。

一旌表①孝妇，三次割股，创皆自愈，平生茹素，寿逾古稀。自言骨蒸潮热数十年，无能医愈者。既又受风，咳嗽屡愈复发，午节后服健脾等药渐愈，秋患滑泻。向之六脉沉细者，今变弱矣。但服补中健脾药，而脉即有神，然泻久未止也。九月二十日，六脉若无食尤减；又三日，脉忽全复。其子既贵仕矣，因进独参汤二次，半夜而逝。病剧时，但苦胸热，无痰，故临终不迷。

【注释】

①旌表：封建时代由官府立牌坊，赐匾额对遵守封建礼教的人加以表彰，以彰显其名声气节。

一二工人高妇，薛姓，二月随其主人，自固之皖①。其夕各宿一屋，夜半高姓见二鬼,捺其腰穴,遂不可动,又执索欲套其项。旁一鬼曰:不是他。因引高姓登舟,见舟内皆鬼,高怒,持篙逐鬼,忽闻主人喊唤乃醒,唯时薛姓已绝气于彼屋矣。先是薛、高偕众夕饮,既散,薛灭灯甫卧,而惊呼同人燃灯,主人并至,问视无恙;比灭灯,薛又惊呼,追复燃灯,而薛亡矣。次辰,高姓六脉弦浮,目直视,面晦,身热,无汗,用八珍加紫菀、麦冬、柴胡、甘葛,得汗热退。原方酌服十日,不得大便,多异梦,以八珍重用归、芍,加辰砂、蜂蜜、桂枝、紫菀,便利。服十全大补数剂愈。

按:此等人,或元气将竭,或阳陷于阴。致阳光不扬于外,故阴物祟之。今以八珍双补气血,加紫菀开肺窍以还魂,紫、葛解表,使阳光外透,得汗则表证先愈。其便闭多梦者,肝仍未达,疏泄之令不尽行也。重用归、蜜润肠,芍、桂升肝,则肝魂不陷矣。末用黄芪实其表,肉桂暖其肝也。

【注释】

①自固之皖:固,指固始县;皖,安徽省的简称。即从固始到安徽。

一辕弁,戒瘾年余,每日饮酒半斤,腊底食减,除夜未眠,元旦侍班,感冒体痛。医依伤寒初治数日,表热少减,而二便闭结,胀痛,八日矣,委顿已极。初十日诊,其六脉不数而沉,左关有力,右关略大。用当归一两、川芎二钱、升麻五分、柴胡二钱、三仁各三钱、车前子二钱、生芝麻、蜂蜜冲服,外燃檀香以开窍,得尿数次;唯大便仍闭,依原方加礞石滚痰丸,得干粪一丸,原方复进,仍下干粪,灯节日原方复加滚痰丸,次晨二便大利,而身弱不支,用八珍数剂始起。身旁大筋双痛而酸,用八味地黄丸而愈。

此气闭证也,与热闭阳结二便不通大异。盖舌无黄苔黑刺,口无干渴,目无赤,脉不数,身虽略有痛热,乃气闭兼外感也。又问知戒瘾年余,每日多酒,病前数日急怒少食,皆气闭之由也。其守岁侍班,乃外感之由也。治之唯《外科活人全生集》得法,即归、芎、升、柴也。若作火结大错。

一仕人,四十岁,初冬六脉俱结,右关略强而滑,左关浮细沉涩,是胃有湿痰,而肝伤血也。自云幼年因怒患病,后复失血、喘咳。问明阴常湿汗而痿,乃悟土湿下浸,不上生金,故肺虚;胃热蒸肺,故失血。土虚之由,乃肝郁克之也。解郁、疏肝、渗湿,则土不受克而能生金,清阳上升,则阴不汗、不痿,阴热下降,则肺不喘,不血。为制丸方服愈。

一贵胄①,三十岁,阳痿,大便或泄或止。医用八味加鹿茸、故纸、韭子、枸杞子,巴戟天等药不效,且遗精。诊其六脉沉细,右关濡弱,左关、两尺俱有力。问得酒色过度,湿热伤其脾、肾,故右关濡弱而阳痿、便滑,用药增其湿热,故左关、两尺俱有力而遗精也。用四君子加杜仲、牡蛎、泽泻、山药、麦冬、知母,十剂诸证俱已。原方去知母,加黄芪、白芍为丸,而愈。

【注释】

①贵胄(zhòu):指贵族的后代。

附编

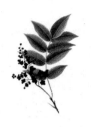

新选验方

叙一

王君汉皋，嶔崎①士也。其先七世皆精医，君顾刻苦为学，弗少辍。邑先达蒋子潇、阎牧堂两先生，设经帐，君受业，得其秘。由是而书靡不读，艺靡不精，常慷慨欲以见诸世。粤逆②起，江淮间草窃者，率奉知名士为主谋。一渠魁③耳君名，百计罗致。乃避居大梁④，数岁不归。及渠败，众始服君之守正而识远也。君既迫寇扰，室宇荡然，遂逐逐为衣食计，顾于医虽世传，而雅不欲以术见，至是乃幡然曰：古人谓不为良相，当为良医，盖胥此纳民仁寿之意也。天靳⑤吾于遇，天不能靳吾于学，于是益肆力焉。每值群医却走之症，君独奋袂往，目瞳瞳不俯视，刀圭一投，则沉疴立起，然而君终不欲以医见也。岁庚午，君劝余治全椒⑥，文酒谭宴，极一时之乐。一日出视所辑经验各方，读既尽，余拍案呼曰：是不可秘之枕中也。君之品学节行，照耀里鄌⑦间，惜未假尺寸柄，以见诸施措，第即此以观，君固未忘情斯人也。宜即广布之，将见夭札以生，笃癃⑧以起，胥拜君赐矣。于是立付手民，且笔其略如此。若夫君之所学，与君之所以重于世，世之贤士大夫，阐扬恐后矣，又岂徒以医见也哉！

同里周春暄浚臣甫拜识

附编

【注释】

①嵚(qīn)崎:亦作"嵚奇";山势险峻不平的样子,比喻品格卓异,不同于众。

②粤逆:指太平天国起义之军队。

③渠魁:指首领,头领。渠,大;魁,帅也。

④大梁:今河南省开封市。

⑤靳(jìn):吝惜,不肯给予;戏辱,奚落。

⑥全椒:今安徽省全椒县。

⑦里郦:家乡,乡里。郦,同"党"。

⑧笃(dǔ)癃(lóng):此指年老衰弱多病。笃,忠实,一心一意;也指病沉重。癃,指小便不通或淋沥点滴而出。

叙二

庚午初夏,余与固始王子汉皋先后至椒陵。汉皋长余二十余岁,订为忘年交,时以道义相磋劘。今年春,汉皋手录此卷示余,且曰某七世知医,集验实多,况坊刻既繁,而世人贫富不齐,终属望洋;今选经用方,就简成编,寿世可乎? 余阅一过,既爱汉皋货不居奇,编简而务实效也。遂弁②其略于卷端,曰汉皋器质古重,好学多艺能,惜未振羽天衢③,为国家建一事功,而乃奔逐兵燹④,天爵⑤自好,上承七世家学,曾不喷喷其术。《记》曰医不三世,不服其药⑥,汉皋其然之矣。此选皆必效古方,其不及尽选与应全学者,附列佳书名目及数要诀,亟怂恿付梓。患者对症施治,不致以性命试诸庸医之手;欲知医者购所列书目而习之,亦可精进。此道胥此仁贤,孰不体汉皋之用心哉!

吴兴费民誉叙

【注释】

①椒陵：椒陵山，位于今安徽省全椒县；椒陵是全椒县的别名。

②弁(biàn)：前言；引言。因冠于篇卷的前面，又称弁言。

③天衢(qú)：天空广阔，任意通行，如世之广衢，故称天衢。

④兵燹(xiǎn)：兵火、战火；此指因战乱而遭受焚烧破坏的灾祸。

⑤天爵：意思为天然的爵位，指高尚的道德修养。因德高则受人尊敬，胜于有爵位，故称。

⑥医不三世，不服其药：出自《礼记·曲礼》。如果"医不三世"，这样医生的药，不能吃，因为这样的医生学无根底，他不能让人信服。"三世"指神农、黄帝、素女。根据现代历史学家的观点，"神农""黄帝"是新石器时期的代表人物，"素女"比"神农""黄帝"晚得多。"神农"创说"本草"，这是一世；"黄帝"发现了针灸，这是一世；"素女"发明脉法，这是一世。《礼记》上说，作为一名医生，起码要把"神农"之本草，"黄帝"之针灸，"素女"之脉诀，这三种医学技能学到手。

◎**暖脐膏**并贴一切寒疾

熟地、附子、甘草、良姜各二钱，香麻油八两。

将药入油熬枯，去渣，去脚，约得净油六两，再熬至滴水成珠，再入新炒桃丹三两，不住手搅，熬试至不老不嫩为度，再用木香、血竭、五灵脂、肉桂各二钱，共研细末，和入膏中，摊布贴患处。

◎**痞块神膏**

川白芥子一斤、穿山甲四两、净桐油一斤。

先将山甲入油熬数沸，再入芥子，听其爆止起锅，去渣，再入新炒桃丹四两，搅熬成膏，起锅离火，加阿魏二两，研末，原麝一钱，和匀，用时以重汤炖化，摊布贴痞处。

◎化痞方 不论远近

箱大黄一两、朴硝一两、水红花子五钱（即水边大叶蓼子）、凤仙花三钱。

共研末，用白鸭一只，去毛杂，不见水，将药入鸭腹内，线缝之，以无灰酒二斤，共入砂锅内，又以砂锅盖之，面封锅口，先武火，后文火煮之，再开锅翻鸭，煮至汤干，又用小火，勤翻，焙黄，再开鸭去药，以新青布拭净鸭腹，分三四服愈。

◎葱蒜膏 贴一切疮

生葱、独蒜各一斤，麻油两斤。

共熬数沸，去渣再熬，至滴水不散，取净油称之，若得油一斤，去新炒桃丹八两，不住手搅熬成膏。

◎丹平散

治瘟疫吐泻，喉肿，发冷，手足麻木，牙闭，脉闭，痧症肚疼。

牙皂、北细辛各三钱五分，朱砂、明雄各二钱五分，广藿香、防风、白芷、贯仲、制半夏、广皮、广木香、桔梗、甘草各二钱，枯白矾一钱五分。

共研细末，瓷瓶收固。用时先以少许吹鼻，再服一钱，姜汤下。

◎痔疮

麒麟菜泡去盐，煮化，每日服。

又方：红藤根二钱、公猪尾根处肉四两，共煮烂，淡食，数服愈。

◎闪跌岔气

五倍子，研末，入滚醋中和成膏，贴之。

◎筋骨疼

柴胡、松节,浸酒饮。

◎腮肿疼

生大黄,研末,葱汁和搽。

◎发内小疮多如珠

生萝卜,捣烂,醋和搽。

◎耳烂流脓血

陈皮一钱、灯芯炭一钱、好冰片一分,研细末,吹之。

又方:床子一钱、水连①一钱、净轻粉一分,研细末,吹之。外烂掺之。

◎耳外烂疮

枣去核,入绿矾煅焦,研末,麻油调搽。

又方:瓦松②焙研,麻油调搽。

附编

◎白秃

花椒,研末,公猪油捣搽。

◎赤秃

马蹄壳,烧焦研末,麻油调搽。

又方:羖③羊角,烧焦研末,猪油捣搽。生发。

又方:羊屎,入瓦罐中烧焦,研末,麻油调搽。生发。

◎黄水疮 羊须疮

官粉、松香、麻油调搽。

又方:柳根浮水之须,焙研,麻油调搽。

◎唇上生疔

大腿弯中紫筋,以针刺出血。后有方。

◎发边疽久不愈

猪头毛、猫头毛各一撮,焙焦,加鼠粪数粒,共研,麻油调搽。

◎耳中生粒痛

人指甲焙焦,好冰片,共研,吹入,痛止再剪老鼠刺④叶尖,瓦焙焦,加冰片共研,吹愈。

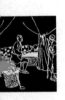

◎百虫入耳

鸡蛋,烧黄,放耳外,虫闻香出。

又方:到暗处,以灯照之,虫见亮出。

◎耳底糖聋

陈竹生虫之屎,以黄表纸卷之,蘸麻油烧滴于碗中,搽之。

◎脑痒发渐落

芦荟、苦楝子等分,研末,吹鼻,数次愈。

◎落下颏

乌梅一枚,含之,手托即愈。

◎ 鼻渊脑漏⑤

茄蒂水、豆腐，共煮食。

又方：漆绵（即漆店内擦漆过之丝棉）一两、白鸽翅毛（去管）一两，将毛卷入绵内，烧灰存性，每灰一钱，加冰片七厘，研细收固。每夜卧以少许，令患者仰卧闭气，将药吹入鼻内，不致嚏喷，每夜吹一次，数次愈。戒房百日。

◎ 点眼方

胆草，以瓦钵熬膏，点之。

◎ 暴发火眼

公猪胆一枚、白矾二钱，为末，入胆内，阴干点之。

又方：黄连（切）一分，入大曲酒燃之，俟火灭，加好冰片少许。洗之。

又方：枣二枚（去核），入白矾于内，挑于灯火烧至烟将尽，浸水洗之。开目止痛。

◎ 翳

大蜘蛛一枚（去头足），入乳汁，研匀，饭上蒸三次，点之。

◎ 目珠垂下至鼻或时而大便出血痛 名肝胀

川羌活，煎服数次。

◎ 目出血

当归、川芎、白芍、生地各二钱，胆草一钱，煎服。

◎**瞳子生疮**名倒心疔

当归三钱、防风二钱、麻黄五分、大菊花三钱(黄白皆可)、新桑螵蛸六七枚，煎数服愈。

◎**风火牙疼**

青黛、青盐、火硝、樟脑、冰片、硼砂，共研细收固。每以少许，搽疼牙龈处。

又方：炒断丝杜仲一钱、生大黄二钱、熟石膏一钱五分、青盐二钱，共研细末，早晚漱口擦牙，痛者即愈。

◎**虫牙**

炒大茴、炒川椒各为末，一钱，猪大肠(垢刮下)一两，共捣如稀泥，以旧碎夏布⑥包十余小包。以一包咬于疼牙处，不时虫自入包内。取看内虫如红丝。再换一包咬之，以虫出尽为止。

◎**牙疳**

五倍子、青黛、枯矾等分，研末，先以盐水漱净，次掺之。

又方：铜青、滑石、杏仁等分，研擦之。

又方：蒲黄，搽之。

◎**紫袍散**治咽喉各症

石青、青黛、朱砂、硼砂各一钱，胆矾、煅人中白、元明粉各五钱，上冰片三厘，山豆根二分，共研，收固。每以少许吹之。

◎**喉痛汤水不下**

以多年陈粪坑底砖半块，洗净，以木柴烧砖透红，取起冷定，将砖研末，以开水冲入，浸一刻，约澄清汁一茶杯，缓缓饮下，喉即开，饮尽而愈。

◎ **喉忽痛难忍**名缠喉风

牙皂,研细末,好醋调,入喉,三五次,痰涎大吐,立愈。

又方;牙皂三枚,去边,水煎去渣,加蜜或鸡蛋清少许。温服,即吐风痰,胜于针刀。

又方:好胆矾、冰片少许,吹之,吐痰愈。

◎ **口疳喉癣喉痈**

橄榄核(煅存性)、抱出鸡之蛋壳(煅存性)、方儿茶、人中白(煅)各一钱,上冰片三分,共研细末,收好。每用少许,吹之。

◎ **口眼歪斜不语**痰也,非风

生白芍、当归、桂枝、生甘草、平川贝母(浙贝亦可)、广皮、紫苏、柴胡各二钱,生姜一钱,煎服。

◎ **颠狂**久者亦效

川郁金七两(研末),白矾三两(研末),将苏薄荷三两煎汤,打面糊,入药,共为丸,绿豆大。以开水送服三钱,每日三服。

◎ **换骨丹**

治瘫痪,口眼歪斜,半身不遂,久患腿疼及破伤风。

制南星、川贝母、秦艽、首乌、制半夏、五加皮、石楠叶各一两,沉香五钱,共为末,蜜丸,每丸重二钱五分,朱砂为衣。每服一丸,姜汤下。取汗。

◎ **寒食脐腹疼**

红砂糖三钱,热烧酒一杯,冲入,燃之,搅匀,至灭,热饮,立愈。

附编

◎一切腹疼气疼心胃疼血气疼疝痛

醋炒白芍五钱、土炒茅苍术、广皮、制半夏、甘草（盐水炒）、良姜、制香附、酒炒橘核、酒炒川木瓜、醋炒元胡索、醋炒五灵脂各三钱、炙乌梅三枚、槟榔、薄桂、吴茱萸（去头汤炒）、盐水炒砂仁、煨草蔻仁、制滴乳香、制明没药、盐水炒小茴香、神曲各二钱。共研细末，水泛为小丸，晒收。每服一二钱，开水下。

◎不泻内消丸治食积

制香附、白术、枳实、广皮、种曲、小山楂、麦芽、青皮、制半夏各二钱，砂仁、莱菔子、三棱、莪术各一两，各炒，研细末，水丸，晒收。每服二三钱，开水下。

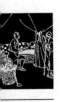

◎水肿湿肿气肿四肢肿腹肿

干鸡粪半斤（炒黄），入黄酒三斤（煮至得酒一斤），占渣饮酒，一时饮完，少顷泻一二次；次以大田螺二枚，滚酒泡熟食之，即止。勿令患病者知。

◎腹大如蜘蛛四肢不肿

炎暑天用清暑益气汤加蜘蛛，煎服。

◎腹内水鸣四肢肿五脏俱现

贯仲五斤（重者一枚），酒煮数沸，沐浴周身，即脏腑不见。再以五斤一枚，加好酒十斤，煮浓汤，每晨饮之愈。

◎臌胀各肿

篦麻子仁一粒、原麝二分，研作一丸，入脐上，盖以膏药，至一对周时。若是水臌即尿，气膨即放屁，食臌即下硬黄。去药，再以白萝卜三斤，切片，瓦上露一夜，入烧酒三斤，煮一炷香，埋土中一日去火气。随量每日饮之，不发。此酒宜先备听用。忌气恼、荞面。

又方：松萝茶三钱、独蒜十枚、乌鱼一尾约半斤或数两，去杂洗，将茶、蒜入鱼腹中，入瓦锅，加净水，煮极熟。患者食鱼、饮汤完。忌盐、醋七日。

又方：柳菌二两、猪尾根肉八两，共煮烂，淡食，分二三服。忌盐二十一日。此治腿肿。若周身肿，当取通脊肉。

又方：笋瓜藤，煎服数次。不忌盐。

◎黄肿

茵陈二十斤，净水煮数沸，取汁熬膏。每日服六七钱，取泻。愈后忌盐一月。

◎开盐法 通用

鲫鱼一尾数两，去杂，洗净，入盐数两于鱼腹中，黄泥包烧焦，去泥，将鱼盐为末用之。

◎黄病⑦不肿

皂矾数两，日晒夜露二十一日，研细，枣肉共捣为丸绿豆大。每服九丸，每日三服，开水下。小儿每服三丸。

◎淋症

木通、山栀子、淮牛膝、瞿麦、丹皮、骨皮、大车前子、荆芥穗、赤芍、醋炒地榆炭、归尾、甘草梢、槐花各二钱，姜一钱。煎服。

◎血淋 心与小肠火也

川郁金一钱、头发二钱，洗净瓦焙焦，韭汁调服。

又方：鲜地骨皮，煎浓汤，加酒少许，每食前温饮一杯。

又方:紫菀一两,煎服。

又方:木通、车前、猪苓、泽泻、云苓、甘草、薄桂、桃仁、红花、白术,水煎服。

又方:布娘瓢之根俗名针线包,数钱,捣烂,开水冲,重汤煮一沸,取清汁饮之,数服愈。

◎ 诸淋年久

每日食冬瓜愈。

◎ 砂石淋男女皆治

柴胡、当归、白芍、茯苓、甘草、生地、滑石、淮牛膝,热甚者,加泽泻、丹皮、山栀、木通。水煎服。

◎ 莲子清心饮酒后色欲受风,多患赤白浊,以此治之。误服淋药不效

莲子、潞党参、生箭芪、麦冬、条芩、骨皮、甘草、大车前子、云苓、远志、石菖蒲各一钱,水煎服。

◎ 尿床

牡蛎粉一两,猪尿胞一枚,水煎烂,分三服,数次愈。

◎ 小便闭胀

葱一斤,切炒,加麝香一分,分作二包,轮换熨脐,小腹勿冷。

又方:治热结。旱螺七枚、原麝一分,共研,敷脐。此方又治噤口痢。觉热气下行,即思食,可少饮粥,勿饱,即去药。

◎ 大便闭

生蜜二两、元明粉二钱,开水冲服。

◎大便血

水连三钱(研)、乌梅四两(去核)、大枣一枚(去核)，共为丸，每服二钱，开水下。

◎脱肛

大田螺一枚，好冰片一分，入螺内，化为水搽之。

又方：蝉蜕，去足，焙研，菜油调搽。

又方：鳖头，烧焦，研细，少加冰片，搽之。

◎老幼结胸或痰涌上部一切急症

吴茱萸一两，研末，醋调敷两脚心，各缠之。势缓再服汤药。

附编

◎二便闭

大田螺一两、盐二钱，共捣，敷脐下。或加原麝一分。

又方：背阴处青苔一斤，井水浸冷，去水，捣烂，敷脐外一圈，干则以井水润之。治热结。

◎泻肚久者亦有红白，但坠痛即泻，泻后即不痛

冬月萝卜英⑧，置屋上，阴晴勿收，俟清明后晒干，收挂檐下，愈陈愈佳。每用三钱，煎汤，加红白糖冲服。

又方：鲜独帚嫩头一把，名地肤，煎汤两大碗，入洋糖四两，须乘晴天露一夜。陆续冷饮，至午后饮完，大尿而愈。无露不效。

凡泻痢，皆忌荤腥、生冷、滑肠等物，及滋润、下行、湿性等药。

◎**痢初起**泻后乃腹痛不止,是痢

当归一两、白芍一两、槟榔二钱、甘草三钱、莱菔子五钱、车前子三钱、木通一钱、枳壳二钱。二服愈。

◎**夷坚志**[9]**治痢方**

粟壳七枚、杏仁(去皮尖)一钱、炒川羌活一钱、川乌面包(煨透)一钱五分、生川大黄一钱、熟大黄一钱、生甘草一钱五分,共研细末。白痢姜汤送服,红痢灯芯汤送服,水泻米汤送服。每服四分,小儿二分。

◎**痢诸药不效**小儿共治

大柿饼一枚,内入白蜡三分,纸包水湿,煨食,二服愈。

◎**血痢**并治肠风下血

制姜蚕、焙乌梅肉各一两,醋打面糊丸。每用开水下二钱。

◎**小儿疳痢危**

新羊粪四两,水五六两,浸一夜,次晨,去渣服汁,勿用早饭,至午乃用饭,三服愈。

又方:鲜香附子,不加水,取汁半酒杯,加红白糖,二服愈。

又方:梧桐叶煎汤洗脚。

◎**阴囊烂**

紫苏,炒研,麻油调搽。

又方:烂只存二子,以凤仙花子、甘草等分,研末,麻油调搽。

◎脚气攻上痛

田螺捣烂，敷二股上，觉冷气趋下至足而愈。

◎大头瘟

靛花三钱、烧酒一杯、鸡子清一枚，和匀服。

◎肿项瘟

鲜蒲公英、明矾、鸡子清，共捣敷。内服清热化痰药。

◎结胸

无论寒热、食痰结胸，及胸痛、胁疼，或弱不堪攻者。

葱白四两、生姜二两、生萝卜一斤(子亦可)，共切，捣烂，炒热，分作两包，轮换熨胸，久久自开，汗出愈。药干时，加酒再炒。

◎成片红肿疼 名赤游风

芭蕉根，捣搽。

又方：饭锅盖上气汗水，接于盘中，银朱和搽。并搽一切热毒。

◎腰生红瘤两边有红筋围至脐死

陈京墨，研水，和明雄搽之。

◎白蛇疮 身生细白泡，如蛇相缠

白及(旧船底下石灰河滩有)，清水研搽。

◎蛇缠疮 生泡缠身，疼如火燎

皂矾，研末，水和搽。

又方:银朱,水和搽。或加百合。

◎ **脚烂疮**

轻粉、官粉,共焙研,人乳调搽,湿处掺之。

◎ **脚腿红肿疼**

旧铁锈,以酒磨搽。

◎ **脚腿烂臭**

旱螺蛳或蛞蝓虫(此虫老即旱螺,夏雨上墙似蚂蟥),瓦焙研,麻油和搽。又治蝎螫。

又方:旧铁锈干掺。

◎ **汗斑**

黄瓜蘸硼砂,拭之,汗出为度。

◎ **乳肿**

公英、姜黄、白芷、赤芍、花粉、大黄、连翘各二钱,为末,茶、酒各半和敷。

◎ **小儿肥疮**

黄牛皮,焙焦研,麻油和搽。

◎ **天泡疮**

鲜百合,捣搽。

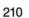

◎肛门烂

鸡肫皮,焙焦,研末,干掺。

◎臁疮

牛蹄甲或驴甲,瓦焙研,麻油和搽。湿者干掺。

又方:葱二两、黄蜡二钱、松香四钱、花椒二钱,共捣搽,布缠之。

◎蜘蛛丹 小红泡成片

出过蚕纸,焙研,麻油和搽。

◎鱼口便毒[10]

槐花三钱,炒黄,加烧酒煎服,取汗。外用瓦松花捣敷,或五倍子、百草霜,陈醋和敷。

◎阴头疮烂

发二钱(洗净瓦焙)、枣核七枚(煅焦)、黄柏一钱,共研末,先以熟米汤洗净,干掺。

◎鼻内疔

干鸡粪吹之。

◎甘露丸

治眼、鼻、膝、踝一切漏及疮年久不愈。

真象牙五钱、白矾五钱、有子马蜂窝蒸焙一枚、好朱砂六钱、上血竭五钱、切刺猬皮(新砂锅炒黄)、明雄七钱、制滴乳香三钱、制明没药三钱、方儿茶四钱。共研末,黄蜡化和丸梧子大。每服二十四丸,槐花汤冲黄酒,空心下。忌醋、荤、气恼。

◎ **火瘊**

急用明矾为末,一两,开水冲,冷服。再以针刺瘊及红线到处,各见血,各用有蟾酥、麝香之药搽之,盖以小膏药。若再服荆、防等药取汗,更好。

◎ **闭口疗** 在人中,将起时颈痛,发烧,对周死

鸡冠血点之,或以公鸡粪门啜疗头,连换数公鸡愈。

◎ **蟾酥[①]锭** 通治疮毒,虫,蝎咬

好朱砂四钱(研)、原麝五分(研)、蟾酥五分(研)、明雄四钱(研)、旱螺十枚,共捣,加糯米粥和为锭。用时以口水磨搽。

◎ **金丝疮** 如绳如线,大小不一,至心死

刺疮头出血,嚼浮萍根敷之。

◎ **疗**

松香、白蜡各二钱,黄蜡一钱,乳香三分,没药三分,铜绿五分,百草霜五分,麻油二钱,先煎滚油,次入松香,三入白蜡,四入黄蜡,五入乳香,六入没药,七入铜绿,八入百草霜。挨滚数次,冷定为条,每以桂圆大重三四分,不见火,安于膏药心贴疗。是疗即粘,非疗即不粘,即时止疼,次日稍疼,出黄水愈。忌荤、生冷、辣味。

◎ **肠痈**

小肠痈左脚缩,大肠痈右脚缩。又口臭,或小腹坚硬如掌而热,按之痛,小便数,汗出憎[⑫]寒,脉紧实。

地榆数两、水十茶杯,煎至三茶杯,去渣,加生甘草、二花各二两,再煎至一茶杯。空心一服愈。忌色。

又方:皂刺数钱,煎服。小便出浓血愈。

◎肺痈

右手举难过项,又侧卧痰出极臭,又初起必咳嗽、胸痛,肺脉虚大,皆其据也。

老丝瓜去皮,以瓦先焙黄其子,又焙黄其瓤,共为末,每用黄酒下一钱。

又方:苡米炒研,每日以糯米汤和服。

◎痔疮漏管

新锯带水之象牙屑二两,以熟面片为小包,每日吞二钱,十日后愈。

外用方:五倍子一枚,开一口,入车前子于内,面包烧之,去面,去车前,将五倍研细末。口水和搽痔。

又方:象牙五钱、青盐二钱、轻粉三钱、陀僧一钱、陈年粪坑内砖煅五钱,共为细末。用时饭捣作条,入管内,每日一换。管出不疼,自生肌。

又方:蜣螂[13](烧存性研)、上冰片少许,共研,收固。每以水皮纸卷药为捻,入管中,即退管生肌。

◎痔疼

皂矾一钱,煎水洗,立止。

又方:鹿角霜,为末,蜜丸。荔枝草煎汤送下,每日空心服三钱。

◎小儿活狮疳 自肛门起,皮脱肉烂,过脐不治

猴粪焙,研末,麻油和搽,烂处干掺。

◎**瘰疬**此因生暗气而得,须忌气药乃效

　　查《外科活人症治全生集》内,子龙丸等方制服为妙。

　　又方:平川贝母半斤、竹沥二斤,将沥浸贝母,取出晾干,再浸再晾,沥尽为度,再研末。每食远,以淡姜汤下二钱,四十日愈。小儿患此名无辜疳,服小柴胡汤加白芥子、陈皮。

◎**瘰疬烂**

　　以浓茶洗之,不用膏贴。或荆芥汤温洗。若见有紫黑烂肉,以针刺去血,洗净,用樟脑、明雄等分,研,麻油搽;出毒水,再洗再搽,烂甚者亦愈。

　　又方:猫粪,以阴阳瓦煅研,麻油搽。

◎**杨梅疮**

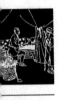

　　大虾蟆一枚,不用红眼者,入瓶,加酒封固,秤准,漫火煎至得酒重之半为度,再取酒服之,取汗,避风。上身疮多,先略饮粥,后饮酒;下身疮多,空腹饮酒。重者三四日后,表出满身,七日全愈,亦无痂痕。

　　又方:枯矾、皂矾、水银各一两,入碗内,加口水、麻油,研至不见水银星为度。研者面勿向药,向之即肿。将药分九丸。糊一房,勿通风,患者自在房内备马桶。患者以一丸,加口水两手合揉。早晨一丸,揉至减半,肚内响、欲出恭⑭为验。午后一丸,晚间一丸。每日共揉三丸,出恭多次为妙。重者三日共九丸,轻者每日只揉二丸,三日共六丸;再轻者每日只揉一丸,三日共三丸,三日后止药,避风十日,后用调补,一切生养无患。一云每药只用三钱。忌发物,一月大小便另深埋,以免染人。

◎**噎食急用方**

　　老黄瓜挖去瓤,入皮硝、硼砂,放有风无日之处,俟其皮外生霜,扫下收用。每以一二分,开水冲服,便能用饭。此症须服汤药多剂,禁止气恼,时刻共人欢

呼喜笑乃愈。若仍操心闷气,及分上半月下半月一轻一重者,难愈。

◎西瓜霜

吹喉疼、搽火眼、火疮、肿毒、口烂、牙疼、外痔、一切热患,或麻油、口水,皆可和之。

西瓜切顶一片去瓤一半,入皮硝数两,以原顶盖之,以小竹圈兜悬有风无日檐下,月余见皮外生霜,每日扫收。霜尽余渣研末,搽火烧、饭烫。

◎一切初起火疮

嚼盐频频搽之,即消。

◎元明粉 治胸腹一切积滞,痰火,或二便不利

冬月严冻时,用皮硝、萝卜切片各十斤,甘草半斤,加水共煮,去渣,起入净缸中,露冻一夜,次日取上面白硝如雪去底盐碱,将白硝加萝卜数斤,再煮、再冻、再取白硝去底,如此七煮、七冻,得白硝无苦咸味,然后入净厚坛中,盖口,以木炭煅三五时辰,冷定收用。每服二三分,开水冲服,立效。药店所卖,乃仅一制,仍是芒硝,况未火煅,依然大寒。慎之!

◎积年疥

皂矾五钱,煎汤浴澡。

又方:苍术、皮硝,浴澡。

◎癣

公猪肠内油垢一杯、花椒二十粒,共煎,去渣,加轻粉一钱、西丹二钱、红砒二分,和匀搽。

又方:韭菜根,加公猪油,捣搽。

◎漆疮

石灰净水,和搽。

又方:石膏一两、轻粉五钱、官粉一两,韭汁调搽。重者须内服化斑汤,大黄等药,乃效。

◎蛇咬

先饮好醋一杯,外以绳扎伤之两头,再以五灵脂五钱、明雄二钱五分,共研末,酒和二钱,灌服。少时伤处出黄水,水尽肿消,后用明雄掺之愈。

又方:烧酒洗去毒,以人粪厚敷愈。

又方:原麝和酒搽之。

又方:香白芷、麦冬,煎浓服,顷刻伤处出黄水,肿消后以原药渣敷之。

又方:半蓬莲,捣烂,加牙垢、耳垢、鼻垢、目垢,共捣一饼,中穿一孔,贴伤处,即出热气而愈。

◎蛇绕住

热汤淋之,即脱。

◎墙壁蜘蛛咬甚者死

白矾末,口水和搽。

◎蜘蛛[15]咬重者身生红丝,腹大者死

官粉、姜汁,和搽。

又方:明雄一钱、明麝少许,靛汁和搽,或鲜靛汁更妙。若无,即用青黛,共研,以水和搽,并治一切毒虫咬头面肿等症。

王氏医存

216

◎ **蜈蚣[16]咬**

鸡血、鸡粪，俱可搽。

◎ **蝎[17]螫**

旱螺蛳，捣搽。蛞蝓虫亦可。

◎ **蜂螫[18]**

凤仙花叶，捣搽。

◎ **麻迷蒙药[19]毒**

冷水化盐服。

◎ **吞金**

热鸭血服之，金从大便出。多服猪、羊脂，皆妙。

◎ **吞五金**

食饴糖半斤，金从大便出。

◎ **百药毒** 腹中不快，嚼生黄豆试之，不腥乃中毒也

生甘草、绿豆，水煎服。

◎ **砒毒** 俗名人信

白砂糖、靛花、淡豆豉、甘草各二钱，为末，冷水调灌。

又方：无名异[20]为末，水和服。

◎ **误食蚂蟥**[21]此虫多在芹菜中，好食芹者患之

多食蜜，即化之。

◎ **误食蜈蚣**

生鸡血灌之，鸡清子亦可，再饮菜油一杯，即吐出。吐下后，服雄黄水即安。

◎ **野菰野菌毒**

服尿一碗解，或童便。

◎ **吞洋烟毒**

胆矾、甘草、麦冬各三钱，水煎灌之，即吐出。时久肚疼者，毒到下身也，以大黄等泻之。忌热性药物。

◎ **骨卡喉**

砂仁、草果、威灵仙、清水、砂糖共配，煎饮二三碗。

◎ **鱼骨卡数日不下喉肿**

化石一小块，嘀咽其汁。

◎ **诸骨卡数日不下**

硼砂二钱，煎缓缓服。

◎ **钱卡**

木贼，为末，鸡子清和饮之，即吐出。

◎竹木屑芒刺卡

芝麻炒研，开水和服。

◎跌打损伤

多服白砂糖水或常使，胜于山羊血。

归尾、甘草梢、川瓜、杜仲、制乳香、制没药、白芷、生地、乌药，水、酒各半煎，童便冲服。

头疼，加川芎。虚汗，加麻黄根。脉浮，加黄芪、白术。寒，加干姜。发热，加柴胡、山栀。小便不通，加车前子、木通。热不退，加连翘、山栀、薄荷。寒不退，加人参、白术，麻黄少用。言语恍惚，加辰砂、远志。笑不止，加杜仲、故纸。腹疼血滞，加三棱、莪术、桃仁、红花。口中腥臭，加阿胶；又不止，嚼丁香。头伤出血，多用生地。吐粪及食太饱，加丁香、草果、半夏、砂仁；再不止，肠断也，勿治。胸伤血泡出，用清肺汤加蒲黄、阿胶。痛不能食，加人参。出血多，身麻木，不醒，加人参、川羌活。伤胁，加柴胡。腰痛，加杜仲。手伤，加桂枝。伤腿足，加中膝、独活。肚痛，加大黄、桃仁。二便闭，加芒硝、大黄、车前子。

◎破伤风 散风丹，此症最险，不可缓治

治头疼、发热、不食、伤处肿初起者。

荆芥、防风、川羌活、僵蚕、蝉蜕、制南星、茯苓、甘草、生姜、葱白，水煎服，取汗。口眼歪斜加白附子、僵蚕。总须取汗，避风。

◎跌打重身尚软者

忌喧哗，恐惊其魂也。须扶之坐地，先弯曲其二手、二足，再移靠人怀中，紧抱坐于一只膝上，即以膝抵住粪门，不使泄气。即以童便灌之；然后缓缓灌药，直待胸有响声，仍紧抵粪门，勿使泄气，至一二时，患者大醒，乃许出恭，粪必瘀紫，乃可卧。若瘀未尽，仍服药。

◎ **跌打呕血**

干荷花,为末,酒和服二分,数次愈。

◎ **金疮铁扇散**

象皮五钱(热灰煨切条切子沙炒成珠)、生龙骨五钱、枯白矾一两、古石灰一两、松香炼黑二两,各研细末,再共研匀,收用。凡血不止,掺药,以扇搧之;血止者,掺药不搧。伤口肿,以黄连煎水塌之。不宜包暖。未破者,韭汁调搽。筋骨断者,急掺药,对好,以竹篾扎捆。

◎ **汤火伤**忌用冷水、溲、泥

生大黄末,麻油和搽。或炒地榆为末,麻油和搽。

又方:兔皮连毛焙研,麻油和搽。

又方:大黄、老松香各二两,赤石脂、白石脂各一两,共研。未破者麻抽和搽,已破者干掺。

◎ **汤火毒攻心身肿发狂**

当归一两、大黄、炒荆芥、防风、条芩、生甘草、箭芪、茯苓各三钱,水煎服。

◎ **五厥五绝妇科儿科各异症**

此等古方太多,可查《验方新编》《洗冤录》。

◎ **腹内虫**

乌梅一枚、榧子肉十枚、川椒十五粒、黑砂糖二钱、老姜一钱,共煎服。

王氏医存

◎腿足软不能行 大小皆宜

制首乌一斤、淮牛膝㉒八两,盐水炒,蜜丸。每服五钱,酒下。

◎吞官粉毒

砂仁(炒研)一两,青黛、水连各五钱,为末,将绿豆煮半生半熟,取汤和药服。俟肚不疼、不胀、不吐愈。

【注释】

①水连:即水莲。

②瓦松:多生于屋瓦上或深山石罅中,叶厚,细长而尖,多数重叠,远望如松,夏日叶心抽茎,高四五寸,花成长穗,色淡红。酸平,无毒。用于肠风下血,口干而痛。

③羖(gǔ):公羊。

④老鼠刺:枸骨之别名。

⑤鼻渊脑漏:亦称脑漏。患鼻渊之日久,流黄色臭涕而痛者,为之鼻渊脑漏,为重症鼻渊。

⑥夏布:用苎麻织的麻布。

⑦黄病:非黄疸,应指营养不良引起的贫血症。面色萎黄,但肝功能正常,胆红素不高,血红蛋白可能不足。可用绛矾丸治疗。

⑧萝卜英:即萝卜缨。

⑨夷坚志:为汉族文言志怪小说集。南宋洪迈著,字景卢,别号野处,其著作对后世影响极大。本书内容包括宋代社会生活、宗教文化、伦理道德、民情风俗等,为后世提供了宋代社会丰富的历史资料。书中还记载不少药方。

⑩鱼口便毒:生于左腿两胯合缝之疮,为鱼口;生于右腿两胯合缝之疮,为便毒。

⑪蟾酥:为蟾蜍科动物中华大蟾蜍或黑眶蟾酥等耳后腺及皮肤腺所分泌的白色浆液,经过加工而成。甘辛温,有毒。具有解毒、消肿、强心、止痛等功效。

⑫憎:原本作"增",系音同形近之误,故改。

⑬蜣蟟:为金龟子科昆虫蜣蟟的虫体。咸寒,有毒。功效为破瘀、镇惊、攻毒。用于

痞硬癥瘕、小儿惊痫、大人癫狂，以及痔漏、疔疮、痈疽等。

⑭出恭：排大便。

⑮蜘蛛：苦寒，有小毒，入肝经。有祛风、消肿、解毒、散结之功效。用于疝气坠痛、疔疮、蜈蚣、蜂毒蜇伤、口疮、狭窄性脊髓炎等。

⑯蜈蚣：别名百脚虫，入药用蜈蚣的干燥全体。辛温，有毒。有祛风、定惊、攻毒等作用。主治中风、惊痫、痉挛抽搐、破伤风、面神经麻痹、风湿疼痛、百日咳等。内服1.5~4.5克，入汤剂；若研末吞服，每次0.9~1.5克。

⑰蝎：即蝎子、全蝎、全虫。辛平，有毒。具有熄风解痉、祛风止痛、解毒散结的作用。主要用于惊痫抽搐、破伤风、头痛、风湿痹痛、疮疡肿痛等。

⑱蜂螫：这里是指蜂毒蜇人以后引起的过敏症，用凤仙花叶，捣烂搽之。但蜂毒又是一种治病的良药。其功效为镇痛、平喘；祛风、除湿，活血化瘀，通经活络等。可用于治疗风湿性关节炎、哮喘、头痛、面瘫、颈椎病、肩周炎、中风后遗症、过敏性鼻炎等。

⑲麻迷蒙药：泛指具有麻醉、使人短时间迷惑或丧失意识的药。

⑳无名异：又名土子、秃子、铁砂等，为氧化物类矿物软锰矿的矿石。外用收湿生肌，内服祛瘀止痛。

㉑蚂蟥：水蛭之别名。

㉒淮牛膝："淮牛膝"不同于"怀牛膝"。后者是指产于怀庆府今河南焦作一带的牛膝，为"四大怀药"之一。而"淮牛膝"，大凡是指黄河以南，乃至淮河流域所出产的牛膝，其补肾壮腰的功效不及怀牛膝。

········· 》应看医书《 ·········

内科难执成方，故列此书目，但能熟看数部，即良医也。

黄坤载《四圣心源》《伤寒悬解》《金匮悬解》《瘟疫悬解》《痘疹悬解》《长沙药解》《素灵微蕴》七种。

徐灵胎《兰台轨范》数种。

陈修园公余四六种^①、医学从众^②数种。

《医学读书记》^③二本。

王洪绪《外科活人症治全生集》二本。

戴麟郊《广瘟疫沦》二本。

张虚谷《医门棒喝》^④四本。

《温热暑疫全书》二本。

本草、本经疏证十六本。

《达生编》一本。

《验方新编》八本。

《幼幼集成》八本。

《三指禅》^⑤四本。

【注释】

①陈修园公余四六种：陈修园，清代医学家。"陈修园公余四六种"，应为"陈修园公余十六种"，又称《公余十六种》《南雅堂医书全集》，包括陈修园医书十六种。

②医学从众：指陈修园《医学从众录》。

③《医学读书记》：清代尤怡著。皆读书时杂记之作，所论多精要。

④张虚谷《医门棒喝》：应为章虚谷《医门棒喝》。章虚谷，字楠，此书为章氏杂论医学之语，其中论温暑及辟景岳之偏，最有见地。

⑤《三指禅》：清代周学霆著。以缓字为平脉，其余二十七脉，各分阴阳对等，颇有见地。书中杂有道家之说，不足凭。

瘟疫要言

瘟疫与伤寒大异。伤寒在冬月亦少，其邪自表入里，层次不乱，有寒、热、虚、实之分。瘟疫乃四时多有，其症表里皆热，有风瘟、春瘟、暑瘟、湿瘟、热疫、寒疫及传染之时疫_{古名疵疠}，见症各别，杂乱无定，均不可作伤寒治也。除湿瘟、寒疫可酌用温燥之品，其余全宜寒凉清润化痰，万勿热散燥补。如参、芪、苓、术、桂、麻、姜、附、半之类，均须禁忌。误用轻则久，重则危矣。又凡胸有痰火者，惜忌参、芪、桂圆等药。

常脉略记

常脉各肖其人。富贵人脉皆六阴，有神则旺，无神则弱。贫贱人脉大而浊。躁人脉急，很人①脉紧，善人脉和，凶人脉暴，多虑少遂者脉结，急剧不安者脉数。寿者脉长，夭者脉短，怒者脉沉，醉者脉乱，盗者心脉疾，淫者相火旺。又有单反关、双反关及脉在手背，此皆无病有此脉也。彼患病时，医人须心有酌量，用药乃效。若与平人例视，守定《脉诀》，必误也。盖《脉诀》所列之病脉，无病之人亦皆生而有之也。凡积年读《脉诀》，而临症三指茫迷者，因不知此也。

【注释】

①很人：即暴躁之人。很同"狠"。

疟

头疼、项强、脊背痛，发于早晨者，依太阳经桂枝等汤加草果仁。

发渴、眼眶疼、热多寒少，发于午间者，依阳明经葛根、白虎等汤加草果仁、乌梅、川贝母。

半寒半热，发于申西①刻者，依少阳经小柴胡等汤加草果仁、川贝母、槟榔。

发于戌亥时，或二日一发者，依太阴经方加减。

三日一发者，依厥阴经方加减。

四日一发者,依少阴经方加减。

今日大发,明日小发者,依三阳经方加山楂、神曲、当归、白芍、山甲等药。

三阴之疟,皆宜首乌、鳖甲、当归等药。

外用:枣肉一枚、草果仁数粒、白矾,共捣为丸,如枣核大。先一时,男左女右塞鼻。

又方:芥子一两,炒研,先一时,分包于二腿弯上陷中。

凡治疟,皆须谨忌疟前饭食、茶、水果品。若犯之,皆无效。

凡久疟,左肋下定有块,古名疟母,贴痞块神膏即化。或用炒白芥子二钱、炮山甲一片、麝少许,共研末,敷于块上,以膏药盖之。一对周时[2],觉热甚即去药,亦化。若先觉热甚,去药早者,块未化完,可迟日再敷之。

【注释】

①申酉:下午3点到7点。

②周时:一昼夜。

吼喘

此症初得者,可查各选良方治之;若年久,非可速愈矣。在小儿有醋吼、盐吼、砂糖吼①等因。若成丁以后,因风者遇风发,因寒者遇寒发,因湿者遇湿发,因气者遇气发;有伏火者多发于燥热,有伏暑者多发于夏月。《四圣心源》谓是伤风之重者。《三指禅》谓用砒石、麻黄乃愈。盖此病须此药也。陈修园自制方,吾未见睹。唯近年治愈者,皆砒石、麻黄之力也。《外科活人全生集》谓砒石经煅无毒,其毒在烟也。

因寒湿者,白砒(入瓦器以木炭煅至烟尽即无毒)一两、淡豆豉四两,焙干 共研,水泛为小丸。每饭后稍迟服一分,渐加至三分。

因风湿等者，桂枝、紫苏、茯苓、炒白芥子、陈皮、半夏、杏仁、生姜、车前子各二钱，泽泻、麻黄、砂仁、甘草各一钱，水煎服。等分为末，或蜜丸，每卧时服三钱。有伏热者加石膏。

【注释】

①醋吼、盐吼、砂糖吼：因食醋、食盐、食砂糖而致哮喘者，分别而称之。

吐血成盆

鲜地骨皮漫火焙干，每早晚各用二钱，加蜜煎服，数月全愈。

又久服自己小水者，万全。

各选方但系王道①，皆可用。

劳病吐血，最忌寒凉药。

【注释】

①王道：与霸道相对而言，这里指药物的性能。王道药，其药性比较平和；霸道药，其药性比较猛烈。

生育说

夫妻有病，须各治病；病不愈，胎不结，即结胎亦必夭也。无病须戒房数月，妻经既调，每逢经水来时，扣足三十个时辰，经水方止，经止之后，又计三十个时辰以内，皆种子成胎之时也。男有四至，女有五至，皆论此时。此时以后交媾，皆不成胎。若经水未止而交媾，必成血崩等症；即或成胎，定亦难养；即或能养，定是凶顽。又凡狂风暴雨、日月蚀及醉、怒、哭泣等时，皆不可交媾，求嗣诸女科书论之详矣。唯是多淫之人，难于生子者，人但知精气薄弱，而不知薄弱之故。盖人受天地父母之元气以生，而元气蓄于周身脉络之内，无形无影。因其清明，谓为精；因其活泼，谓为气；因其灵知，谓为神。一物三名，而总摄于命门。气动则命门开，故呼气；静则命门阖，故吸。又凡一身之外，皆天地元气。人在气中而不知气，如鱼在水中而不知水。故一吸则气入腹中，一呼则气归天地，恰似扯锯。故凡气足则壮盛，气亏则衰老，气竭则死。气乃人之性命，即生人之真种子也。人之脑户，总通百脉，故名百会穴。此穴后通玉枕，穿脊中至第七节，向内有窍，生系如管，下贯命门精道。当交媾之初，夫妻皆百脉沸腾，及元气欲泄之顷，周身内如火如风，猛聚于百会穴，速由玉枕、脊中七节、内管系陡达命门。此仍热气，尚无水也，炙得两肾水沸，如胶包裹元气，箭疾而出精道，射入子宫而结胎。然则须肾水如胶，能包元气，元气乃结胎；假使多淫而肾水薄稀，不能包气，则气必散为乌有矣。况元气亦因泄多而清冷，身体劳瘦，而余气不绝，幸得未死。若欲结胎，有是理乎？

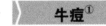

牛痘①

（即洋痘）

近时种牛痘最佳，胜于用天花之痂塞鼻，并胜于自出天花。其苗浆取自牛乳旁之蓝泡中，而曰非牛浆者，乃饰辞也。特初用牛浆，后则得引贫儿浆耳！凡儿毒重者，出天花或鼻苗，其见症非险即逆。若种牛痘数次，纵再出天花，亦无逆症。吾阅之多矣。

【注释】

①牛痘：是发生在牛身上的一种传染病，由牛的天花病毒引起的急性感染，它的症状通常是在母牛的乳房部位出现局部溃疡。该病毒可通过接触传染给人类。据世界卫生组织目前的报告，本病现全球已消失。

跋

—※—

汉皋语予曰:医术坏于宋、元、明,非不读书、不信古之过,乃不考证之过也。予阅黄坤载、徐灵胎诸君书,皆上溯岐伯,下逮思邈,以古释古,备考而详证之,医术灿明。而唐以后书之谬误,岂堪绪语! 时医率宗宋、元、明书,盖囿于授受①胶执②,不知世有考据家,业③辨明百家之失也。汉皋所重在此,选方特其藉耳! 观者勿但视为方本则得矣。

亮臣④跋

【注释】

①授受:授,给予、教、传给。受,接受。指中医师徒相传的一种方式。

②胶执:固执;坚持。此指受约束、限制。

③业:已经。

④亮臣:即张曜,字亮臣,号朗斋。清朝官员,曾任固始县知县,光绪十一年(1885年)授河南布政使,光绪十二年(1886年)调补山东巡抚。